GESUND, VITAL UND SCHÖN VON   0 - 100

mit Dr. Brukers vitalstoffreicher Vollwertkost in der betrieblichen Gesundheitsförderung

Alle in diesem Buch gemachten Angaben sind nach bestem Wissen zusammengestellt worden, für ihre Richtigkeit kann jedoch keine Garantie übernommen werden. Die Verantwortung für den sachgemäßen Umgang mit vorliegenden Rezepten und Anleitungen liegt beim Anwender. Weder Autor noch Verlag übernehmen eine Haftung oder juristische Verantwortung.

Soweit im Text nur die männliche oder weibliche Form verwendet wird, so geschieht dies lediglich um den Lesefluss zur erleichtern. Die Angaben beziehen sich gleichermaßen auf alle Geschlechter und Geschlechtsidentitäten.

Kapitel:

<u>1.) Vorwort:</u>

Gesundheit ist ein Informationsproblem. Dieser Ausspruch von Dr. M. O. Bruker im letzten Jahrhundert hat heute noch Gültigkeit. Denn nur wer wahres Wissen über die Erhaltung der Gesundheit und die Entstehung von Krankheiten hat, der kann auch die Krankheitsursachen vermeiden und seine Gesundheit pflegen und somit erhalten.

Leider wird durch tägliche Werbung (offen und versteckt) den Menschen ein falsches Wissen vermittelt. Viele Produkte der Pharma-, Kosmetik- und Nahrungsmittel-Industrie werden als gesund verkauft. Währenddessen wird das was die Natur uns bietet, oft als gefährlich und schlecht dargestellt. Somit konsumieren viele Menschen die schön verpackten Industrieprodukte. Dadurch geraten chemische Farb-, Konservierungs-, Aroma- und ähnliche Stoffe in den menschlichen Körper. Die darin enthaltenen Toxine können sich im Körper anreichern und zu Krankheiten führen. Auf einzelne schädliche Stoffe lässt sich die Krankheitsursache nicht mehr zurückverfolgen. Die Ärzte bekämpfen mit weiteren Medizinprodukten die Symptome. Daher ist es verständlich, dass es meist nicht bei einer Krankheit bleibt, sondern dass es im Laufe der Jahre immer mehr werden.

Wenn man an dieser Spirale etwas ändern möchte, dann muss man an die Ursachen ran. Und da sind wir wieder bei unserem Informationsproblem. Die wahren Informationen zum Erhalt der eigenen Gesundheit sollen mit Hilfe von diesem Buch auf ganz einfache Weise zugänglich gemacht werden. Gleichzeitig erzählt dieses Buch meine persönliche Geschichte zur GGB, zum BGM und BGF.

<u>2.) Der Anfang meiner Forschung:</u>

In jungen Jahren ist die Haut straff, der Körper fit und gesund. So war es auch bei mir, ohne dass ich etwas dafür getan hätte. Meine Ernährung enthielt auch Fast Food, süße Getränke, Chips, Knabbereien, Süßigkeiten und dergleichen. Trotzdem war ich der Meinung, dass ich mich im Großen und Ganzen gesund ernähren würde, denn meine Mutter hatte ja zu Hause auch immer selbst und frisch gekocht. Zum Frühstück gab es Kakao(-Milch) und Marmeladenbrote, dann das frisch gekochte Mittagessen und abends ein Vesper mit Wurst und Käse. Am Wochenende wurde meistens ein leckerer Kuchen gebacken.

Als ich dann meinen eigenen Haushalt hatte, führte ich dies in ähnlicher Weise fort. Zum Frühstück gab es Müsli, Cornflakes oder dergleichen in Milch. Mittags und abends wurde gekocht (oder Reste aufgewärmt) oder es gab Vesper oder auch mal was vom Pizza-Service. Kuchen habe ich am Wochenende nicht gebacken, da ich dann und wann beim Bäcker oder im Supermarkt Kuchen oder Süßes eingekauft hatte.

Zusammengefasst ernährte ich mich von der üblichen Industrienahrung, wie es die meisten Menschen in den zivilisierten Ländern nun mal so tun.

Mit 18 Jahren bekam ich eine Nierenbeckenentzündung. Diese Erkrankung wiederholte sich alle paar Jahre. Sie ist mit Antibiotika gut zu bekämpfen und damals wusste ich nicht, dass die Krankheitsursache auch in der Ernährung liegen könnte.

Mit über 40 Jahren bekam ich Verdauungsprobleme und Psoriasis. Ich war damit in bester Gesellschaft, denn im Bekanntenkreis gab es noch Diabetes, Arthrosen, Allergien und weitere Haut- und Darm-Krankheiten. Wenn ich mit meinen damaligen Freundinnen zum Essen ging, wurden die Bestellungen im Restaurant immer komplizierter, wegen den vielen Nahrungsmittel-Unverträglichkeiten. Es fiel mir auf, dass nicht nur in meinem persönlichen Umfeld, sondern allgemein die Menschen immer kränker werden, auch wenn man ihnen die Krankheiten nicht ansieht. Ärzte, Heilpraktiker und all die anderen Therapeuten leisten gute Arbeit gegen die Symptome, können aber ihren Patienten die wahren Krankheitsursachen nicht nennen. Daher habe ich mich auf die Suche nach den Ursachen begeben und bin schließlich auf Dr. Bruker und die Gesellschaft für Gesundheitsberatung gestoßen.

3.) Die Gesellschaft für Gesundheitsberatung (GGB):

Die Gesellschaft für Gesundheitsberatung GGB e. V. besteht seit 1978 und ist im Sinne einer ganzheitlichen Gesundheitsaufklärung als gemeinnütziger Verein

tätig. Sie wurde von dem Arzt und Ernährungspionier Dr. med. Max Otto Bruker (1909 – 2001) gegründet. Deren Gesundheitsaufklärung beinhaltet Themen aus den Bereichen Medizin, Ernährung, Umwelt und Lebensberatung. Die GGB ist politisch und konfessionell neutral, erhält keinerlei finanzielle Unterstützung von staatlicher oder Lobby-Seite, sondern finanziert ihre Arbeit ausschließlich durch Seminar- und Mitgliedsbeiträge, sowie Spenden. Der Gründung der gemeinnützigen Gesellschaft für Gesundheitsberatung GGB waren jahrzehntelange Erfahrungen von Dr. Bruker in Klinik und Praxis vorausgegangen. Brukers Vision: Die GGB soll durch umfassende Information über die wahren Ursachen von Krankheiten aufklären. Seine Idee wird inzwischen von vielen anderen Institutionen aufgegriffen, allerdings nirgends so unabhängig und meist nur mit Zugeständnissen (z. B. an die Interessen der Nahrungsmittel-, Pharma- oder Agrar-Konzerne).
Wer sich mit einer symptomatischen Linderungsbehandlung nicht zufriedengeben will, erhält bei der GGB und deren Gesundheitsberatern ehrliche Antworten bezüglich den Krankheitsursachen.

Die GGB gibt die Monatszeitschrift „Der Gesundheitsberater" heraus und diese hatte meine Mutter nach ihrem Besuch eines Vortrages abonniert und mir regelmäßig zur Lektüre weitergegeben. Darüber hinaus habe ich viele weitere Publikationen im Bereich Ernährung und Gesundheit gelesen. Die Bruker-Bücher und „Der Gesundheitsberater" haben mich jedoch überzeugt. Alles was da stand, machte Sinn und war logisch nachvollziehbar. Ich wollte es nun genau wissen und habe mich für die Ausbildung zur ärztlich geprüften Gesundheitsberaterin GGB angemeldet. Diese Ausbildung dauert ca. 2 Jahre und kann nebenberuflich absolviert werden. Da mein Interesse an der Thematik sehr groß war, fiel mir das Lernen des umfassenden Themengebietes leicht.

4.) <u>Ärztlich geprüfte Gesundheitsberaterin GGB:</u>

Der Begriff „Gesundheitsberater/in GGB" ist geschützt und seit 1978 ein Markenzeichen für eine fundierte, nicht von wirtschaftlichen Interessen gefärbte Ausbildung in Gesundheitsfragen. Mittlerweile haben ca. 6000 Menschen die Ausbildung bei der Gesellschaft für Gesundheitsberatung in Lahnstein absolviert. Die Gesundheitsberater arbeiten meist frei- oder nebenberuflich oder bauen das erworbene Wissen in ihren Beruf ein, z. B. als Arzt, Lehrer, Erzieher, Heilpraktiker, Hebamme, Arzthelfer,

Hauswirtschaftsmeister, Köche oder Mitarbeiter von Naturkostläden und Reformhäusern.

Ich hatte bereits zwei Bürojobs in der Buchhaltung vom elterlichen Transportunternehmen und in der Immobilienverwaltung. Wie sollte ich nun mein Können aus der bald abgeschlossenen Ausbildung als Gesundheitsberaterin GGB unterbringen?

Bei der Lösung dieses Problems war meine erste Ausbildung zur Dipl. Verwaltungswirtin (FH) sehr hilfreich. Denn da habe ich das strukturierte, akribische Arbeiten nach Gesetz und allen Vorschriften gelernt.

Ich entschied, dass ich die Gesundheitsberatung in meine bestehende Arbeit integrieren werde und implementierte bereits während meiner Ausbildung zur ärztlich geprüften Gesundheitsberaterin GGB in unserem Transportunternehmen das betriebliche Gesundheitsmanagement (BGM).

5.) Betriebliches Gesundheitsmanagement (BGM):

Das betriebliche Gesundheitsmanagement (BGM) besteht aus drei Bereichen: Arbeitsschutz, betriebliches Eingliederungsmanagement (BEM) und betriebliche Gesundheitsförderung (BGF).

Das betriebliche Gesundheitsmanagement (BGM) soll nicht nur präventiv und aktiv gegen konkrete Erkrankungen helfen, sondern es kann auch ein Signal der Anerkennung und Wertschätzung an die Belegschaft sein. Man kann über externe Unternehmen oder mit Hilfe der gesetzlichen Krankenkassen ein BGM im Unternehmen aufbauen. Die vielen Angebote auf dem Markt haben mich aber nicht überzeugt, daher habe ich alles selbst gemacht von der Analyse bis zur Umsetzung und Evaluation.

6.) Betriebliche Gesundheitsförderung (BGF):

Im Zuge meiner Analyse habe ich auch eine Mitarbeiterbefragung gemacht, da ich sinnvolle BGF-Maßnahmen anbieten wollte aus denen die Mitarbeiter einen echten Nutzen ziehen können. Die meisten Mitarbeiter in unserem

Transportunternehmen sind nun mal Berufskraftfahrer und diese müssen nachdem Berufskraftfahrerqualifikationsgesetz (BKrFQG) für den gewerblichen Güterkraftverkehr regelmäßig an den vorgeschriebenen Weiterbildungen teilnehmen. Daher war das Interesse an zusätzlichen Gesundheits-Kursen sehr gering. Meine Mitarbeiterbefragung ergab einstimmig, dass die BGF-Maßnahmen für den einzelnen Mitarbeiter weder zusätzliche Kosten noch Zeit verursachen sollen.

Ich habe daher über die von staatlicher Seite eingerichteten Institutionen nach Angeboten gesucht. Ich habe nicht nur mit verschiedenen Krankenkassen telefoniert, sondern auch die Gesetzte und Vorschriften in diesem Bereich studiert. Hierbei wurde mir klar, dass die Gesetzgeber vieles vielleicht gut gemeint haben, aber von dem realen Arbeitsleben von uns Normal-Bürgern einfach keine Ahnung haben. Die Gesetze und Vorschriften sind in guter Zusammenarbeit mit den Lobbyisten entstanden und daher werden die zertifizierten BGF-Maßnahmen von Institutionen angeboten, die den Interessen der Nahrungsmittel-, Pharma- und weiterer Groß-Konzerne nicht entgegenstehen.

Ich habe daher weiter selbstständig nach einer sinnvollen BGF-Maßnahme für meine Mitarbeiter gesucht, die ja weder zusätzliche Kosten noch Zeit für die einzelne Person verursachen durfte.

Bezüglich der Kosten habe ich im Einkommensteuergesetz die Lösung gefunden: Nach § 3 Nr. 34 EstG kann der Arbeitgeber pro Arbeitnehmer und Jahr 500 € (seit 01.01.2020: 600 €) für BGF-Maßnahmen abgabenfrei ausgeben.

Aber wie soll eine BGF-Maßnahme aussehen, für die man keine Zeit aufwenden möchte? Das war auf den ersten Blick eine unlösbare Aufgabe. Hier konnten mir weder die Gesetze (auch §§ 20 ff SGB V) noch die Krankenkassen weiterhelfen. Die angebotenen Präventionskurse (auch online) haben für die Wünsche meiner Mitarbeiter einfach nicht gepasst.

<u>7.) Meine Erfindung: Die BGF-Tüte:</u>

Schließlich habe ich die BGF-Tüte erfunden. Das Konzept habe ich den Berufskraftfahrern bei der nächsten Fahrerschulung und den Büromitarbeitern an einem Extra-Termin vorgestellt. Ein Info-Blatt hat dazu jeder erhalten. Dieses sah so aus:

(= Betriebliche Gesundheitsförderung)

Im Zuge des neu eingeführten Betrieblichen Gesundheitsmanagements (BGM) werden wir eine Betriebliche Gesundheitsförderung (BGF) allen Mitarbeitern zugutekommen lassen. Hierbei soll, durch sinnvolle Maßnahmen, die Gesundheit von uns allen gefördert werden.

Nach einer Mitarbeiterbefragung haben wir uns für eine Maßnahme entschieden, die die Gesundheit aller Mitarbeiter erhalten soll, aber für die Mitarbeiter selbst keinen zusätzlichen Kosten- oder Zeit-Aufwand erfordert.

Im Zwei-Wochen-Rhythmus sollen regionale Bio-Erzeugnisse mit Rezepten und Gesundheitstipps kostenfrei an die Mitarbeiter ausgegeben werden. Hierbei wird die vitalstoffreiche Vollwertkost nach Dr. Bruker berücksichtigt. Die Mitarbeiter sollen durch diese Maßnahme für den Erhalt ihrer Gesundheit und der Gesundheit ihrer Familie sensibilisiert werden. Ernährungsbedingte Zivilisationskrankheiten sollen dadurch vermieden werden.

Die Teilnahme an dieser Maßnahme ist freiwillig und soll Freude machen.

Die Maßnahme beginnt ab sofort und wird im kommenden Frühjahr überprüft. Sollte alles gut angenommen werden, so ist eine Weiterführung geplant.

Alle Gesundheitstipps, Erklärungen und Rezepte, etc. sind gründlich recherchiert und selbst erprobt. Es kann jedoch <u>keine Haftung</u> für deren Nutzen oder Schaden übernommen werden, da es sich hierbei um allgemeine Informationen und Rezepte handelt. Es müssen vor allem Allergiker, aber auch alle anderen, für sich selbst entscheiden, was für jeden individuell gut und geeignet ist. Obst, Gemüse und Salat müssen, obwohl sie Biowaren sind, vor dem Verzehr gewaschen werden, da die übliche Luftverschmutzung leider auch vor den Feldern der Biobauern nicht Halt macht.

Abschließend wünschen wir uns allen gutes Gelingen und viel Gesundheit.

Bei jeder Neuerung im Betrieb, egal um welches Projekt es sich handelt, reagieren die Mitarbeiter unterschiedlich. An Hand der Reaktionen kann man meistens drei Gruppen ausmachen:

1. Die Gruppe der Kollegen, die Dich und Dein Projekt gut finden und sich dafür begeistern und Dich unterstützen.
2. Die Gruppe der Kollegen, denen es egal ist, weil sie sich grundsätzlich für nix Neues interessieren oder weil sie sich nicht mehr Arbeit machen wollen. Zu dieser Gruppe zähle ich auch all diejenigen, die Dich und Dein Projekt gut finden, aber Dich trotzdem nicht unterstützen und auch diejenigen, die Dich und Dein Projekt schlecht finden, aber Dich trotzdem nicht bekämpfen.
3. Die dritte Gruppe der Kollegen, diese nenne ich die Widersacher. Das sind dann diejenigen, die gegen Dein Projekt sind. Die Gründe dafür können Neid und Konkurrenzdenken sein, selbst wenn sie Dein Projekt gut finden. Oder sie finden das Projekt einfach schlecht oder sie sind grundsätzlich gegen alle Neuerungen.

Solche Personen gab es natürlich auch in unserem Betrieb, denn Menschen haben nun mal unterschiedliche Meinungen und während sich der eine für eine Sache total begeistert, ist dieselbe Sache für jemand anderen völlig uninteressant. Diese unterschiedlichen Meinungen gibt es im Geschäftsleben genauso wie im Privatleben.

Trotz Gegenwind ließ ich mich nicht beirren und setzte mein Vorhaben um. Somit bekam dann jeder Mitarbeiter (alle zwei Wochen) eine BGF-Tüte ausgehändigt. Hier ein paar Fotos von diesen BGF-Tüten:

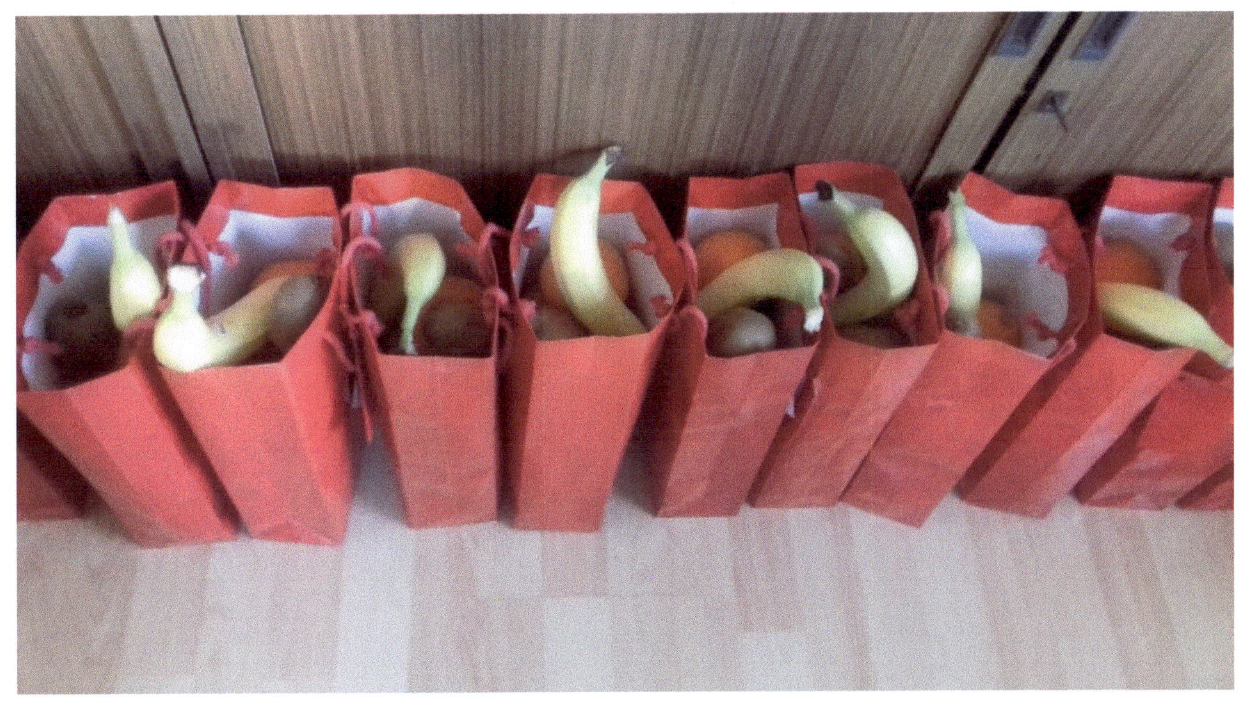

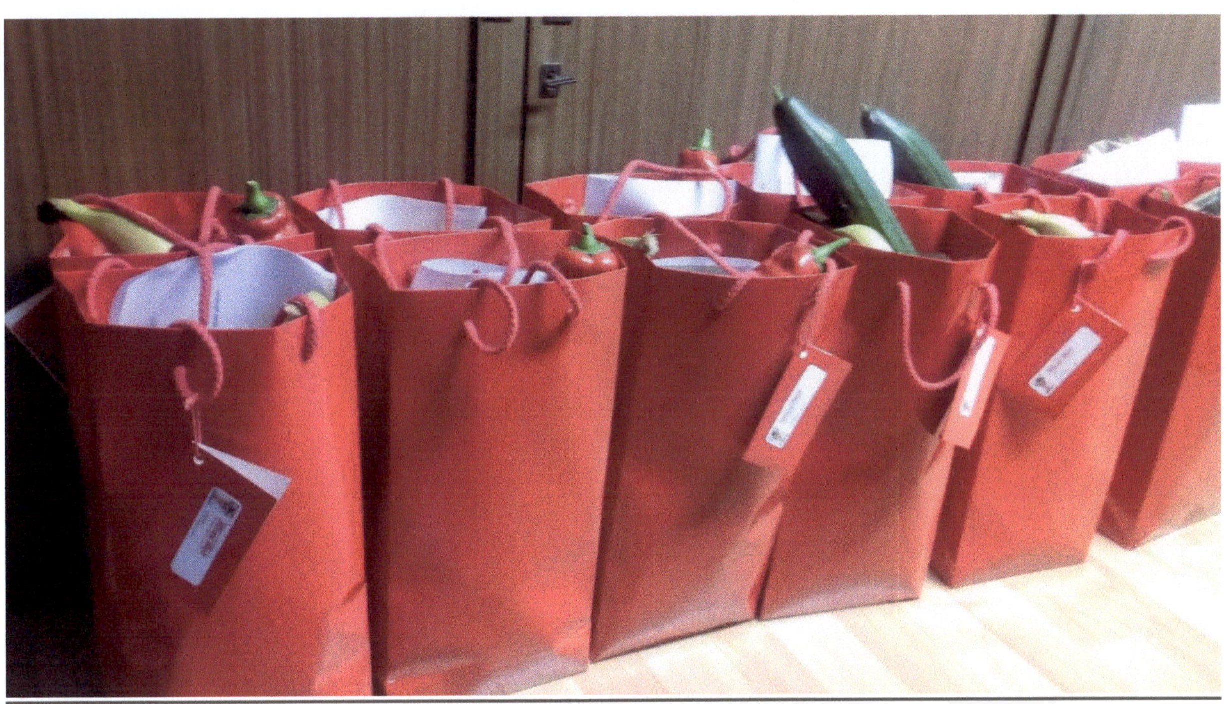

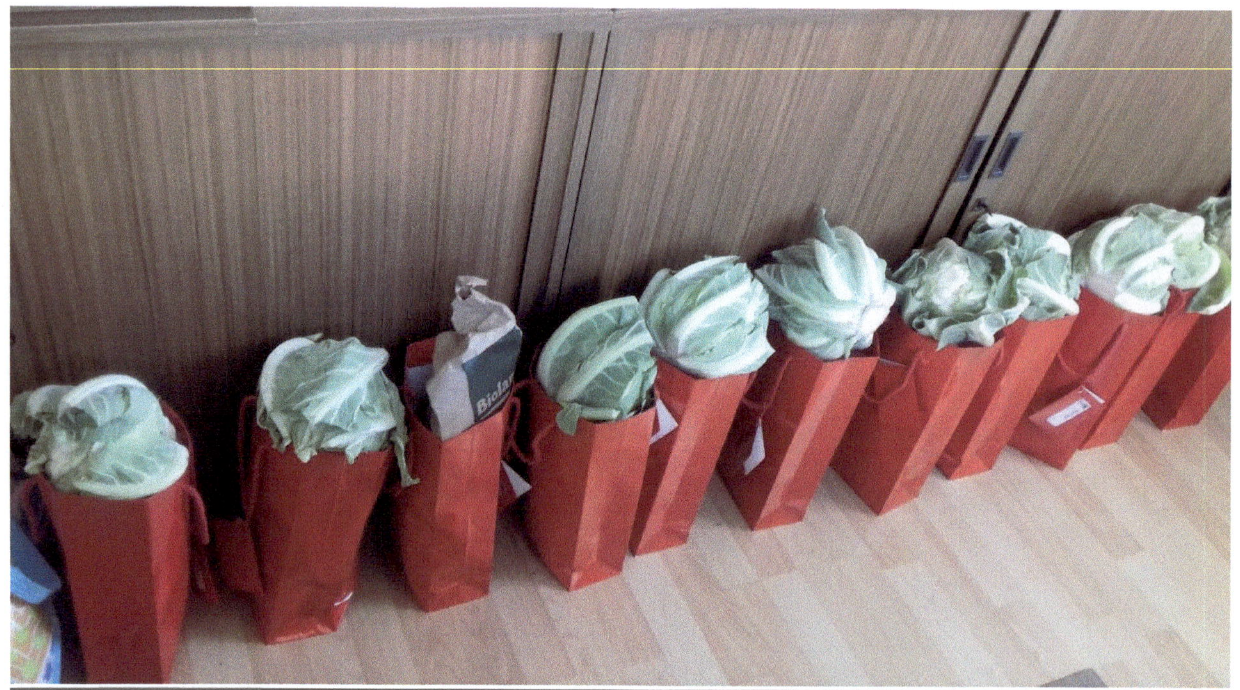

Die Rückmeldungen der Mitarbeiter waren durchweg positiv. Wir kamen in Gespräche über die Rezepte und Zutaten. Der eine oder andere hat somit auch mal etwas Neues ausprobiert und selbst diejenigen, die bestimmte Zutaten gar nicht mochten, haben diese für andere zurückgelegt. Somit wurde auch nix weggeworfen. Selbst ein alter Haudegen unter den LKW-Fahrern hat sich so sehr für die gesunde Kost begeistert, dass er sogar selbst das Brotbacken angefangen hat. Er hat mir stolz berichtet, dass er dafür sich extra eine Brotbackmaschine gekauft habe. Die ganze Maßnahme war ein voller Erfolg.

<u>8.) Mein erster Vortrag: Gesund, Vital und Schön von 0 – 100:</u>

Mein BGF-Projekt hatte ich bereits während meiner Ausbildung bei der GGB begonnen. Ich hatte alle Seminare zügig absolviert und hatte beim Abschlussseminar, nach dem Kurzvortrag, der Abgabe meiner Examensarbeit, der schriftlichen Prüfung und der mündlichen Prüfung vor der Prüfungskommission, meine Urkunde erhalten. Ich war nun ärztlich geprüfte Gesundheitsberaterin GGB.

Da meine erste BGF-Maßnahme bei allen so gut angekommen war, habe ich die gesetzliche Krankenkasse kontaktiert und habe mir über die Krankenstatistik unserer Mitarbeiter unser hervorragendes BGM bestätigen lassen.

Erfreut von diesem Erfolg erarbeitete ich meinen ersten Gesundheitsvortrag in Form einer Power-Point-Präsentation. Dieser Vortrag trug den Titel „GESUND, VITAL UND SCHÖN VON   0 – 100". Um zu testen, ob ich als Rednerin überhaupt gut bin, habe ich diesen ersten Vortrag kostenlos gehalten. Ich wollte ein gemischtes Publikum und im Anschluss meines Vortrages ehrliche Rückmeldungen. In meinem Zuhörerkreis waren dann Studenten, Berufstätige, Eltern, Jugendliche, Omas, eine Werbefachfrau, Gesunde, Kranke und auch eine Diabetikerin. Im Anschluss meines Vortrages stellte ich mich der Kritik dieser gemischten Zuhörer-Gruppe. Ich bekam sehr viel positive Kritik und es wurden mir auch viele Einzelfragen zu Ernährungs- und Gesundheitsthemen gestellt. Es kam zu einer längeren Diskussionsrunde. Das Ergebnis all der Kritik war, dass ich viele solche Vorträge machen solle und jeder sollte nur einen bestimmten Aspekt aus dem Ernährungs- und Gesundheitsbereich beinhalten. Die Vorträge sollen auch nicht zu lange dauern. Wir kamen zum Entschluss, dass 20 bis 45 Minuten perfekt sind und im Anschluss immer eine Frage- und Diskussions-Runde stattfinden muss.

Die ersten Titel meiner zukünftigen Vortragsreihe wurden bereits diskutiert: GESUND, VITAL und SCHÖN – mit ohne Zucker? GESUND, VITAL und SCHÖN – mit ohne Mehl? GESUND, VITAL und SCHÖN – mit ohne Fett? GESUND, VITAL und SCHÖN – mit ohne Eiweiß? Auf die Idee „mit ohne" im jeweiligen Titel kam die anwesende Werbefachfrau.

Ich wollte alles umsetzen und habe im Laufe der Monate zu verschiedenen Themen Vorträge erstellt. Da nach und nach auch Anfragen für Ernährungsberatungen bei mir eintrafen, hatte ich aus Zeitgründen meine erste BGF-Maßnahme beendet und als zweite BEF-Maßnahme unseren Mitarbeitern und deren Familien kostenlose Ernährungsberatungen und Vorträge angeboten.

Die Inhaberin von in meinem Wohnort ansässigen Naturkostladen (mit Drogerie, Café und Bildungsangebot) wurde auf mich aufmerksam und hat mir angeboten, über ihr Heimathafen–Projekt, meine Vorträge noch bekannter zu machen. So kam ich zu weiteren Vortragsterminen und es meldeten sich noch mehr Personen für eine Ernährungsberatung bei mir an. Selbst aus dem Ausland kamen Anfragen.

Was die Zukunft für mich als ärztlich geprüfte Gesundheitsberaterin GGB noch alles bringt, weiß ich nicht. Das liegt in der Hand unseres Schöpfers und ich lass es auf mich zukommen.

<u>9.) 100 Rezepte und 100 weitere Infos:</u>

Es gibt viele Rezepte um Gesund, Vital und Schön zu sein. Hundert dieser Rezepte habe ich mit jeweils einer Prise GGB-Wissen oder Vergleichbarem gewürzt und dies jeweils auf ein DIN-A4-Blatt gepackt. Jedes dieser Blätter war einer BGF-Tüte bei meinem ersten Projekt in der betrieblichen Gesundheitsförderung beigefügt. Jede BGF-Tüte enthielt somit die passenden Zutaten zum Rezeptzettel. Ich wollte hierbei nur einfache und kurze Rezepte haben, so dass diese ohne viel Schnick-Schnack von jedem umzusetzen sind. Es sollte meinen Mitarbeitern und deren Familien dadurch sehr einfach gemacht werden, etwas für deren Gesundheit zu tun.

Jedes Blatt bestand somit aus einem einfachen Rezept und einer kurzen Gesundheitsinfo. Es sind dabei einige Wiederholungen enthalten oder ich habe Ähnliches / Gleiches in andere Worte gefasst. Das ist aber so gewollt, um sich die wichtigen Dinge besser einprägen zu können.

Diese hundert Rezept- und Info- Zettel folgen in diesem Kapitel. In manchen Rezepten habe ich auf genaue Mengenangaben verzichtet. Hier soll jeder selbst nach Geschmack und Gefühl entscheiden, wie viel er von welcher Zutat einsetzt. Über das Stichwort- Register am Ende dieses Buches kann man schnell zur bereits zu Hause vorhandenen Zutat das passende Rezept wiederfinden.

Blatt 1:

Kleiner Fruchtmix:

1 Banane und 1 Orange schälen. 1 Apfel waschen und das Kerngehäuse entfernen. Die Früchte kleinschneiden und mischen. In einer Pfanne 3 Esslöffel Sesamkörner anrösten und diese über den Fruchtmix streuen.

Weitere Info:

Hier hat man was Süßes, das noch alle Vitalstoffe aus den natürlichen Zutaten enthält.

Die vitalstoffreiche Vollwertkost ist eine Form der Vollwerternährung, die auf den Arzt Dr. Max Otto Bruker (1909-2001) zurückgeht. Auf Basis wissenschaftlicher Studien und eigener klinischer Beobachtungen kam er zu der Erkenntnis, dass viele Krankheiten durch einen jahrzehntelangen Mangel an Vitalstoffen entstehen. Deshalb empfahl er eine Kost, die reich an natürlichen Vitalstoffen ist. Dabei gilt die einfache Faustregel: Je unverarbeiteter die Nahrung ist, desto mehr Vitalstoffe sind noch enthalten.

Unter dem Begriff „Vitalstoff" fasste Dr. Bruker alle biologischen Wirkstoffe zusammen, die für unseren Körper lebensnotwendig sind:

- Vitamine
- Mineralstoffe
- Spurenelemente
- Enzyme
- Faserstoffe
- Aromastoffe
- Ungesättigte Fettsäuren

Blatt 2:

Tomaten-Salat:

3 große Tomaten waschen, Stielansätze herausschneiden und in Schnitze
schneiden, mit jeweils 1 Esslöffel kaltgepresstem Olivenöl und Balsamicoessig
mischen. Mit italienischen Kräutern abschmecken.

Weitere Info:

Eine vitalstoffreiche Vollwerternährung ist dadurch gekennzeichnet, dass sie
frei ist von Fabriknahrungsmittel (alle Fabrikzuckerarten, Auszugsmehle,
Fabrikfette). Sie enthält einen Anteil Frischkost, der umso größer ist, je höher
man seine Gesundheit einschätzt.

Laut Dr. Bruker sollen alle Fabriknahrungsmittel strickt gemieden werden, da
diese Mitverursacher der ernährungsbedingten Zivilisationskrankheiten sind. Es
sollen somit auch alle Fabrikfette und die Produkte daraus gemieden werden.
Damit sind Fette gemeint, die durch Raffinationsprozesse gewonnen werden, z.
B. Öle, die durch chemische Extraktion hergestellt wurden. Um aus diesen
vitalstoffarmen Ölen streichfähige Fette und Margarinen herzustellen, sind
Hydrierungsprozesse notwendig, bei denen die fettlöslichen Vitamine zerstört
und die ungesättigten Fettsäuren gesättigt werden.

Im Gegensatz dazu sollen natürliche Fette genossen werden.
Natürliche Fette sind: Naturbelassene Butter, Sahne und die kaltgepressten
Pflanzenöle.

Blatt 3:

Frischkostsalat:

5 Möhren und 2 Äpfel gründlich waschen und die schlechten Stellen entfernen. Die Möhren mit dem Messer nur abschaben, anstelle des Schälens. Bei den Äpfeln Stiele und Kerngehäuse entfernen. Möhren und Äpfel raspeln, reiben oder klein schneiden und mit fein geschnittener Zwiebel, ca. 1 Esslöffel Öl, ca. 1 Esslöffel Zitronensaft und Petersilie vermengen.

Weitere Info:

Die Frischkost ist ein wichtiger Bestandteil der vitalstoffreichen Vollwertkost. Gründliches Kauen und einspeicheln der Nahrung ist wichtig, denn die Verdauung beginnt im Mund.

Kein Lebewesen isst seine Nahrung gekocht. Entwicklungsgeschichtlich sind auch wir Menschen Rohkost-Esser. So gesehen ist es ein sehr kurzer Zeitraum, seit der Mensch seine Nahrung gekocht zu sich nimmt.

Die Frischkost enthält viele Vitalstoffe, unter anderem auch viele sauerstoffzehrende Fermente, die bei der Verdauung bis in den Dickdarm gelangen und dort als Sauerstoffzehrer wirksam bleiben. Ein sauerstofffreier (anaerober) Darminhalt ist aber entscheidend für die Entstehung und Erhaltung einer gesunden Darmbakterienflora und damit wichtig für die Eindämmung krank machender Bakterien und Viren.

Blatt 4:

Salat als Vorspeise:

In einer Salatschüssel eine Soße anrühren aus:

1/2 Becher Crème fraîche, 3 Esslöffel kaltgepresstes Speiseöl, 3 Esslöffel Obstessig, 1 Messerspitze Kräutersalz, 1 Teelöffel Senf und viel gehackte Kräuter (Kerbel, Petersilie, Oregano, etc.) und nur bei Bedarf noch etwas Wasser zufügen, so dass eine dickflüssige Konsistenz entsteht.

Salat und Gemüse nach Belieben waschen, putzen, klein schneiden und in der Salatschüssel mit der Soße mischen.

Weitere Info:

Frischkost sollte stets vor der gekochten Mahlzeit gegessen werden.

Essen wir denaturierte Nahrung (Gekochtes, Süßigkeiten, etc.) so steigt nach der Nahrungsaufnahme die Anzahl der weißen Blutkörperchen im Blut an. Man wird nach solch einem Essen dann oft müde. Es handelt sich hierbei um eine entzündliche Reaktion (Verdauungs-Leukozytose), die es beim Verzehr von der natürlichen Rohkost nicht gibt. Interessanterweise bleibt die Verdauungs-Leukozytose auch aus, wenn man Rohkost vor der warmen Mahlzeit ist.

Hippokrates, der größte Arzt des Altertums, konnte all das noch nicht wissen. Aber aus seiner intuitiv-empirischen Kenntnis riet er schon vor 2400 Jahren: "Das Gemüse esse man ungekocht und Gekochtes nimmt dann als nächsten Gang. Obst in mäßiger Menge vor den Hauptmahlzeiten". Diese Reihenfolge ist richtig und sehr gesund.

Blatt 5:

Frischkornbrei:

Frischkornbrei wird aus Roggen, Weizen, Hirse oder sonst einer beliebigen Getreideart oder Getreidemischung hergestellt. 3 Esslöffel Getreidekörner schroten, flocken oder mahlen und mit etwas Wasser vermischen und einige Zeit (bis zu 12 Stunden) stehen lassen. Nüsse, 1 Apfel und sonstiges Obst klein-schnippeln und hinzufügen. Zitronensaft und 1 Esslöffel geschlagene Sahne unterheben.

Weitere Info:

Die Zitrone ist wichtig im Frischkorngericht zur Eisen- und Magnesium-Aufnahme.

Eine vitalstoffreiche Vollwerternährung ist dadurch gekennzeichnet, dass sie frei ist von Fabriknahrungsmittel (alle Fabrikzuckerarten, Auszugsmehle, Fabrikfette). Sie enthält einen Anteil Frischkost, der umso größer ist, je höher Sie Ihre Gesundheit einschätzen.

Richten Sie sich nach dem Leitsatz von Prof. Kollath: „Lasst die Nahrung so natürlich wie möglich."

Fabrikzuckerarten sind:
Gewöhnlicher weißer Haushaltszucker, brauner Zucker, Fruchtzucker, Traubenzucker, Milchzucker, Malzzucker und damit gesüßte Produkte wie Kuchen, Marmeladen, Pudding, Eis, Limonaden und Süßigkeiten jeder Art. Zuckerkonzentrate wie Birnendicksaft, Apfeldicksaft, Sirup (auch Ahornsirup), Melasse, sog. Vollrohrzucker, Sucanat, Ur-Süße, Ur-Zucker, etc.
Anstelle von diesen Fabrikzuckerarten kann man mit frischem Obst oder ein wenig Honig süßen.
Laut Dr. Bruker sollen alle Fabriknahrungsmittel strikt gemieden werden.

Blatt 6:

Kohlrabi-Salat:

1 Kohlrabi, ½ Gurke und 2 Tomaten waschen, schlechte Stellen entfernen und kleinschneiden. Mit 2 Esslöffeln kaltgepresstem Speiseöl, 1 Esslöffel Petersilie und 1 Prise Salz mischen.

Weitere Info:

Bei der vitalstoffreichen Vollwertkost sollen diese Dinge gemieden werden:
1. Alle Fabrikzuckerarten (weißer Zucker, brauner Zucker, Fruchtzucker, Traubenzucker, Milchzucker, Malzzucker, sog. Vollrohrzucker, Sucanat, Ur-Süße, Ur-Zucker, Rapadura, Sirup, Apfeldicksaft, Birnendicksaft, Ahornsirup, Agavensirup, Melasse, Frutilose, Gerstenmalz, Maltodextrin, u.a.m.) und damit gesüßte Nahrungsmittel.
2. Auszugsmehle und Produkte daraus.
3. Fabrikfette (z. B. Margarine, gewöhnliche Bratfette, raffinierte Öle) und Produkte daraus.

Bei der vitalstoffreichen Vollwertkost sollen diese Dinge gegessen werden:
1. Frischkost, z. Bsp. Salate aus rohem Obst und rohem Gemüse.
2. Vollkornprodukte, z. Bsp. Vollkornbrot, Vollkornnudeln, ungeschälter Reis.
3. Natürliche Fette, z. Bsp. Butter, Sahne und sogenannte kaltgepresste Öle.
4. Frisches Getreide, z. Bsp. als Frischkorngericht, sowie auch Samen und Nüsse.

Manche Gemüse sollen jedoch vor dem Verzehr gekocht werden. Dies sind z. Bsp. Bohnen, Linsen, Kartoffeln, Maniok, manche Pilzsorten, Rhabarber, unreife Auberginen und unreife Tomaten.

Blatt 7:

Salatsoße:

3 Esslöffel Obstessig mit 1 Teelöffel Honig mischen, 3 Esslöffel kaltgepresstes Öl hinzufügen und mit Kräutersalz, etwas Senf und vielen frisch gehackten Kräutern abschmecken.

Weitere Info:

Laut der Gesellschaft für Gesundheitsberatung GGB e. V. sind die Ursachen der folgenden Krankheiten ernährungsbedingt:

1. Gebissverfall, Zahnkaries, Parodontose und Zahnfehlstellungen. Letztere als Folge der Ernährungsfehler der vorherigen Generation.
2. Erkrankungen des Bewegungsapparates, die sogenannten rheumatischen Erkrankungen (Arthrose, Arthritis, Wirbelsäulen- und Bandscheibenschäden).
3. Alle Stoffwechselkrankheiten wie Fettsucht, Zuckerkrankheit, Leberschäden, Gallensteine, Nierensteine, Gicht usw.
4. Die meisten Erkrankungen der Verdauungsorgane wie Stuhlverstopfung, Leber-, Gallenblasen-, Bauchspeicheldrüsen- sowie Dünn- und Dickdarmerkrankungen, Verdauungs- und Fermentstörungen.
5. Gefäßerkrankungen wie Arteriosklerose, Herzinfarkt, Schlaganfall und Thrombosen.
6. Mangelnde Infektabwehr, die sich in immer wiederkehrenden Katarrhen und Entzündungen der Luftwege, den sogenannten Erkältungen und in Nierenbecken- und Blasenentzündungen äußert.
7. Die meisten der sogenannten Allergien.
8. Manche organischen Erkrankungen des Nervensystems.
9. Auch an der Entstehung des Krebses ist die Fehlernährung in erheblichem Maße beteiligt.

Die vitalstoffreiche Vollwertkost soll vor diesen Krankheiten schützen.

Blatt 8:

<u>Blumenkohlsalat:</u>

Gewaschenen und geputzten Blumenkohl raspeln, reiben oder klein schneiden und mit Sahne und gehackten oder geriebenen Nüssen vermengen.

<u>Weitere Info:</u>

Es ist nicht nur unerlässlich, jeden Bissen gründlich zu kauen, damit er vorverdaut wird. Forschungsarbeiten deuten auch darauf hin, dass sich durch das Kauen auch die Freisetzung von Stresshormonen reduziert.

Sobald das Essen im Magen angelangt ist, verdauen die Speichelenzyme es für eine Zeit lang weiter. Erst dann beginnt der Magen seine Magensäfte (Salzsäure, Enzyme, Mineralsalze, Schleim und Wasser) abzusondern.

Die Nahrung wird danach in den Dünndarm gepumpt. Zur gleichen Zeit leitet die Leber Gallenflüssigkeit ein und die Bauchspeicheldrüse steuert weitere Verdauungsenzyme, Mineralstoffe und Wasser bei, um Stärken abzubauen. Die Gallenflüssigkeit verstoffwechselt andererseits Fette und Proteine. Solange die Gallenaussonderung aus den Gallengängen der Leber und der Gallenblase nicht durch Gallensteine behindert wird, ist eine gute Verdauung quasi garantiert, natürlich vorausgesetzt, dass man nur frische und gesunde Lebensmittel zu sich nimmt.

Raffinierte Kohlenhydrate, raffinierte Zucker und chemische Zusatzstoffe in verarbeiteten Nahrungsmitteln und Getränken stören die natürlichen Verdauungsvorgänge und belasten die Organe. Die Fähigkeit des Darms, Nährstoffe zu absorbieren, kann dadurch stark vermindert werden.

Blatt 9:

Cashew-Meerrettich-Butter:

125g Butter und 125 g Cashewkerne mit frisch geriebenem Meerrettich (Menge nach Geschmack) pürieren. Im Kühlschrank aufbewahren.

Passt gut als Brotaufstrich oder zu gekochten Kartoffeln.

Weitere Info:

Menschen brauchen essentielle, lebensnotwendige Aminosäuren (umgangssprachlich als Eiweiß bezeichnet). Diese sind nicht nur in tierischen Produkten enthalten, sondern auch in pflanzlichen, wie z. Bsp.:

- Nüsse
- Getreide
- Hülsenfrüchte (sollen nur gekocht oder gekeimt verzehrt werden)
- Kartoffeln (sollen nur gekocht verzehrt werden).

Studien von Thomas Osborne und Lafayette Mendel von 1914 zeigten, dass Ratten, die tierisches Eiweiß erhielten, schneller an Gewicht zunahmen, als Ratten, die nur pflanzliches Eiweiß erhielten. Daraus wurde voreilig geschlossen, dass tierisches Eiweiß „höherwertiger" als pflanzliches Eiweiß sei. Spätere Studien von McCay an der Berkeley Universität zeigten jedoch, dass Ratten, die pflanzliches Eiweiß bekommen, gesünder sind und ungefähr doppelt so lange leben.

Blatt 10:

Getreideschrothäufchen:

100 g Getreidekörner schroten oder grob mahlen. 1 Prise Salz, 2 Esslöffel Olivenöl und 5 Esslöffel warmes Wasser hinzufügen und alles zu einem Teig verrühren. Backofen auf 180° vorheizen. Mit 2 Teelöffeln kleine Häufchen auf ein gefettetes Backblech setzen, plattdrücken und diese belegen mit in Scheiben geschnittene und mit Paprikapulver gewürzte Käsescheiben. Diese ein wenig mit Wasser besprühen und für 20 Minuten im Backofen backen.

Weitere Info:

Vollkornmehl oder -schrot benötigt keine Zusatzstoffe. Die Körner werden gemahlen oder geschrotet und können sofort verarbeitet werden. Auszugs- oder Typenmehl hingegen enthält meist viele Zusatzstoffe, weil hier nur der Mehlkörper vom Korn verwendet wird. Zusatzstoffe im Typenmehl (werden normalerweise nicht deklariert, d.h. die müssen nicht als Zusatzstoffe angegeben werden) sind zum Beispiel: Natriumdiacetat, Cystein, Gluten, DAWE (Diacetylweinsäureester), Guakernmehl, Lecithin, Ascorbinsäure, Calciumsulfat (E 516, Gips), Amylasen, Proteasen, Calciumorthophosphat, Mono- u. Diglyceride von Speisefettsäuren (Emulgatoren) und viele mehr.

Im Gegensatz zum Typenmehl enthält Vollkornmehl noch viele Vitamine, Spurenelemente, Mineral – und weitere Vitalstoffe.

Wenn auf dem Mehl eine Typenbezeichnung steht (z. Bsp.: Type 405), dann ist es definitiv kein Vollkorn.

Daher: Nur selbst gemahlenes Mehl ist frisches Vollkornmehl.

Blatt 11:

Avocado-Mousse:

Das Fruchtfleisch von 2 kleinen, reifen Avocados mit 1 Esslöffel kaltgepresstem Öl, 2 Esslöffel frisch gepresstem Zitronensaft und 3 Esslöffeln Schmand oder Naturjoghurt, Salz und Pfeffer nach Geschmack vermischen und zu einem Brei verrühren. Als Aufstrich oder als Dip servieren.

Weitere Info:

Bei der Ernährungslehre nach Dr. med. M. O. Bruker steht die Qualität des Lebensmittels, wenn möglich aus biologischem Anbau, im Zentrum; Gemüse und Obst, frisch gemahlenes Getreide mit Keim und Randschichten, Nüsse, Kerne und kaltgepresste Öle. Mindestens 1/3 der eingenommenen Nahrungsmenge soll unerhitzt gegessen werden, um den notwendigen Vitalstoffgehalt zu sichern.

Bei Fleischspeisen dauert die Verdauung am längsten. Bei Rohkost-Nahrung hingegen dauert die Verdauung nur wenige Stunden.

Bei Rohkost-Nahrung hat man auch einen viel weicheren Stuhlgang als sonst. Rohkost-Nahrung kann somit Hämorriden verhindern.

Blatt 12:

<u>Apfel-Lauch-Mix:</u>

Den Apfel mit einer Stange Lauch kleinscheiden und in einer Schüssel
vermischen. 1 Esslöffel Öl, 2 Esslöffel Zitronensaft, etwas Honig, Salz, Pfeffer,
Schnittlauch und 3 Esslöffel Joghurt, Kefir oder Sahne vermengen. Diese Soße
über den Apfel-Lauch-Mix geben und einrühren.

<u>Weitere Info:</u>

Die alte Ernährungslehre basiert auf einer chemisch-analytischen Sichtweise.
Sie berechnet den Kalorienwert (Brennwert) der Grundnährstoffe Eiweiß, Fett
und Kohlenhydrate und vernachlässigt, dass für deren Ab-, Um- und Aufbau
(Stoffwechsel) entsprechende biologische Wirkstoffe / Vitalstoffe notwendig
sind.
Die neue Ernährungslehre basiert auf der Erkenntnis, dass unser Organismus
neben den Grundnährstoffen auch die lebensnotwendigen Vitalstoffe zur
Verwertung der Nahrung braucht, damit unser Stoffwechsel reibungslos
funktionieren kann. Nur so können die Organe mit den notwendigen
Nährstoffen versorgt werden und uns ein Leben lang gesund und leistungsfähig
erhalten. Die vollumfängliche Vielfalt der Vitalstoffe ist ausschließlich in der
vollwertigen Nahrung enthalten:

Grundlagen dazu legte unter anderem der Schweizer Arzt Dr. med. M. O.
Bircher-Benner.

Wissenschaftlich untermauert wurde die neue Ernährungslehre von Prof.
Dr. med. W. Kollath.

Die praktische Beweisführung durch Ernährungstherapie wurde von Dr.
med. M. O. Bruker geleistet.

Blatt 13:

<u>Linsen-Reis:</u>

250 g kleine Berglinsenmit 150 g Naturreis in 1 Liter Gemüsebrühe 35 Minuten
lang kochen. Zwischendurch umrühren und gegebenenfalls Wasser nachgießen.
Zum Schluss 1 Zwiebel, 2 Knoblauchzehen und ein ganz kleines Stückchen
geräucherter Schinken kleinschneiden und unterrühren. Mit Petersilie
garnieren, servieren und Essig dazu stellen, so dass man damit nachwürzen
kann.

<u>Weitere Info:</u>

Laut der GGB (Gesellschaft für Gesundheitsberatung) sind die Hauptursachen
der ernährungsbedingten Zivilisationskrankheiten: <u>1.</u> Der Verzehr von
Zivilisationskost (vorwiegend Auszugsmehl und Fabrikzuckerarten) über lange
Zeit. <u>2.</u> Vitalstoffmangel über lange Zeit. <u>3.</u> Mitbedingt: Zu viel tierisches Eiweiß
(Eiweißmast) über lange Zeit.

Durch den Zeitfaktor treten viele der ernährungsbedingten
Zivilisationskrankheiten erst im Alter auf und werden dann als
„Alterskrankheiten" oder „Alterserscheinungen" abgetan und die wahren
Ursachen somit nicht erkannt.

Die Forscher Cleave und Campbell haben hier die „Regel der zwanzig
Jahre" begründet. D.h. der Mensch muss mindestens 20 Jahre einer
Mangelernährung durch Zivilisationskost ausgesetzt sein, bis
ernährungsbedingte Erkrankungen auftreten. (Ausnahme: Karies, dieser
tritt erheblich früher auf.)

Bei Ernährungsgewohnheiten mit raffinierten Produkten (Zivilisationskost),
die über mehrere Generationen beibehalten werden, verkürzt sich die
Regel der 20 Jahre. So ist zu verstehen, dass bereits Kinder an
Darmerkrankungen, Diabetes, Rheuma, Adipositas und dergleichen leiden.

Blatt 14:

<u>Feines Apfelmus:</u>

Aprikosen, Pfirsiche und Äpfel mit Zitronensaft pürieren und mit Mandelblättchen bestreuen.

<u>Weitere Info:</u>

Fabrikzucker ist ein isoliertes, raffiniertes Kohlenhydrat, welches in der Natur in dieser Form nicht vorkommt. Das Fehlen der Vitalstoffe führt bei langfristigem Verzehr zu Stoffwechselstörungen. Natürlicher Zucker, der im Obst und Gemüse enthalten ist, hingegen wird vom menschlichen Organismus ohne Probleme verarbeitet, weil alle Vitalstoffe vorhanden sind.

Auswirkungen des Fabrikzuckerverzehrs:

- Vitamin-B-Räuber, Kalziumräuber, Vitalstoffmangel

- Veränderung der Darmflora

- Instabiler, stark schwankender Blutzuckerspiegel

- Zahnfäule, Zahnkaries, Gebissverfall

- Mitbedingt: Stoffwechselkrankheiten wie Fettsucht, Gallensteine, Nierensteine, Arteriosklerose, Herzinfarkt, Zuckerkrankheit, Leberschäden, z. T. Krebs u. a. m.

- Suchtmittel

- Verhaltensstörungen

- Unverträglichkeiten von Vollwertkost

Blatt 15:

<u>Rote Bete-Frischkost:</u>

2 Äpfel und ½ Rote Bete – Knolle waschen und putzen, dann fein in ganz kleine Würfelchen schneiden und mit jeweils 3 Esslöffeln Limettensaft und Sahne mischen. Als Topping kurz angeröstete Sonnenblumenkerne darüber geben.

<u>Weitere Info:</u>

Äpfel und Birnen können ruhig mit Schale und Kerngehäuse verzehrt werden. Auch die in den Kernen vorkommenden Vitalstoffe sind gesund. Man kann somit alles bis auf den Stiel essen. Selbst die Spuren von Blausäure in den Kernen sind in diesem Falle unschädlich.

Die vitalstoffreiche Vollwertkost wird von jedem hervorragend vertragen. Fabrikzuckerarten können jedoch im Rahmen einer vollwertigen Ernährung Unverträglichkeiten hervorrufen und sollen daher strikt gemieden werden. In seltenen Fällen können diese Unverträglichkeiten auch bei gekochtem Obst, Säften, Honig und auch Trockenfrüchten vorkommen. Dies konnte Dr. Max Otto Bruker bei seinen Magen-Darm-Empfindlichen Patienten beobachten.

Achtung: Künstliche Süßstoffe schaden dem Organismus genauso sehr wie Fabrikzucker! Süßstoffe können die Darmflora negativ verändern, Kopfschmerzen und Allergien hervorrufen. Darüber hinaus sind sie appetitanregend und können somit zu Übergewicht führen.

Fazit: Wer Lust auf was Süßes hat, nimmt am besten frisches Obst.

Blatt 16:

Gemüsebrühe:

Lauch, Sellerie, Karotten, Petersilie, Zwiebel und/oder Blätter oder Stücke von sonstigem Knollen- oder Kohlgemüse klein schneiden und auf einem Backblech zum Trocknen ausbreiten (z. Bsp. im Backofen ca. 1 Stunde bei ca. 80 ° C trocknen lassen). Danach alles mit einer halben Tasse Salz im Mixer mixen und danach wieder erneut auf das Backblech zum Trocknen ausbreiten. Das Gemüse muss „knochentrocken" sein, dann kann man es nochmals mixen und in einem Schraubglas als Brühpulver und Gewürz aufbewahren.

Weitere Info:

Ein Zitat von Dr. med. Max Otto Bruker:

Es ist ein tragisches Kapitel menschlicher Geschichte, dass der Mensch sich so weit hat beeinflussen lassen, dass er der Nahrung umso mehr traut, je unnatürlicher und künstlicher sie ist, und dass er sich das Misstrauen zu allen Lebensmitteln, wie die Natur sie uns beschert, so fest hat einpflanzen lassen, dass er eher zugrunde geht, als diese Haltung aufzugeben. Dass er dieses Misstrauen zur Schöpfung selbst nicht als unrecht und widersinnig empfindet, ist ein Zeichen dafür, wie weit er sich durch ständige Fehlinformationen seinen Instinkt hat nehmen lassen.

Blatt 17:

<u>Ingwer-Tee:</u>

Frischen Ingwer in Stücke schneiden, waschen und in eine Teekanne legen.
Heißes Wasser in die Teekanne gießen und mindestens 5 Minuten ziehen
lassen. Die Ingwerstücke können auch in der Teekanne belassen werden und ein
zweites Mal überbrüht werden. Der Tee wird warm oder kalt getrunken (ohne
Zucker oder sonstige Zusatzstoffe!).

<u>Weitere Info:</u>

Laut dem Buch „Herzinfarkt" von Dr. med. M. O. Bruker (emu-Verlag) muss
die Zell- und Gewebstätigkeit im Körper aufrecht erhalten bleiben und es
soll nicht zu einer erhöhten Konzentration von Salzen im Körper kommen.
Denn der Körper kann das Kochsalz nur als 1%ige Lösung verwenden. Es ist
daher sehr wichtig, zu Trinken, wenn man Durst hat. Allerdings darf man
dabei nur echte Getränke zu sich nehmen, wie klares Wasser oder dünnen
Tee, aber niemals flüssige Nahrungsmittel wie Milch oder Säfte. Und schon
gar nicht zuckerhaltige, koffeinhaltige oder mit sonstigen Zusätzen
behandelte Getränke.

Blatt 18:

Einfacher Hirsebrei:

Nach einem guten Grundsatz nimmt man am besten für eine Tasse Hirse reichlich 4 Tassen Wasser, setzt kalt zu und lässt sie ausquellen, entweder auf kleinem Feuer oder an heißer Stelle. Umgerührt darf nicht werden. Garzeit etwa 30 Minuten. Danach mit frischen Kräutern, 1 Stück Butter, wenig Meersalz und Suppengewürz oder einem Soßenrest vermischen. Dazu passt als Beilage eine Frischkostplatte.

Weitere Info:

In früheren Zeiten, ehe Reis, Kartoffeln und Nudeln die Hirse verdrängten, war diese Getreideart vom täglichen Speisezettel überhaupt nicht wegzudenken. Ortsnamen wie Hirsau, Hirselberg und Hirslanden dürften mit dem einstigen Anbau der Hirse zusammenhängen. Die Hirse ist eine wunderbare Vollwertnahrung und hat einen hohen Gehalt an Silizium (Kieselsäure), aber auch an anderen wichtigen Mineralstoffen: Phosphor, Kalium, Magnesium, Eisen, Selen, usw. Man möchte fast wagen, die Behauptung aufzustellen, dass es weniger Krebs- und Magenkranke geben würde, wenn der Hirse ein größerer Platz in unserer Ernährung eingeräumt würde. Auch bei Haarausfall, Krampfadern, Hauterkrankungen, Zahnkaries, Unterleibsbeschwerden, Arterienverkalkung usw. bewährt sich der regelmäßige Hirseverzehr immer wieder aufs Neue.

Blatt 19:

Pellkartoffeln mit Dip:

Kartoffeln mit Schale in einem Topf Wasser weichkochen. Währenddessen ca. 250 g Quark mit 3 Esslöffeln kaltgepresstem Speiseöl (z. Bsp. Leinöl), Schnittlauch, Zwiebeln oder anderen Gewürzkräuter anrühren. Die Kartoffeln pellen und mit dem Dip verzehren.

Weitere Info:

Dieses Rezept enthält tierisches Eiweiß. Zu viel tierisches Eiweiß ist ungesund und sollte nicht täglich verzehrt werden. In der Vollwerternährung deckt man seinen Eiweißbedarf am besten durch natürliches Eiweiß, vor allem pflanzlicher Herkunft.

Für den täglichen Verzehr ist pflanzliche Nahrung, naturbelassene Fette, Vollkorn und vor allem Frischkost sehr wichtig.

Daher ist als Vorspeise für das obige Pellkartoffeln-Gericht unbedingt ein frischer Salat oder frisches Obst zu empfehlen.

Das obige Rezept enthält gesunde Omega-Fettsäuren, die in dem Speiseöl (vor allem im Leinöl) enthalten sind.

Blatt 20:

Rettich-Frischkost:

Rettich oder Radieschen waschen und kleinschneiden. Dann mit grüner Petersilie oder Tomaten, Zwiebeln, Schnittlauch, Öl und Pfeffer vermischen.

Weitere Info:

Frischkost sollte stets vor der gekochten Mahlzeit gegessen werden.

Vollwertige Soßen bereitet man am besten mit Vollkornmehl zu oder man nimmt zum Binden von pikanten Gerichten saure Sahne oder fein püriertes Gemüse.

Durch das bloße Weglassen von Fleisch wird niemand gesünder, wenn die übliche Kost nicht besser als vorher zubereitet wird, d.h. wenn sie nicht vollwertig ist.

Ausführliche Informationen gibt es im Buch „Unsere Nahrung – unser Schicksal" von Dr. M. O. Bruker.

Blatt 21:

<u>Spinatsalat:</u>

Spinatblätter waschen und in mundgerechte Stücke schneiden. In einer Schüssel alles mit einer fein geschnittenen Zwiebel, kaltgepresstem Speiseöl und Zitronensaft vermischen.

<u>Weitere Info:</u>

Wem die Umstellung auf die vitalstoffreiche Vollwertkost noch schwer fällt, hier ein paar Tipps:

- Anstelle von künstlichen Getränken (Limo, Alkopops, Cola, etc.) einen Kräutertee mit einem Schuss Fruchtsaft (100% Fruchtgehalt) trinken. Das schmeckt dann trotzdem süß und ist ohne Fabrikzucker.

- Anstelle von Süßigkeiten und Knabberzeugs frische Obstschnitze essen oder Studentenfutter (Nüsse und Trockenfrüchte) oder selbstgebackenes Vollwertgebäck essen.

- Austausch der minderwertigen Nahrungsmittel gegen vollwertige Lebensmittel. Z. Bsp. statt Margarine und gewöhnlichen Bratfetten lieber eine natürliche Butter nehmen und anstelle von raffinierten Speiseölen lieber sogenannte kaltgepresste Öle nehmen.

- Anstelle von Auszugsmehlen und Produkten daraus lieber Vollkornmehl (am besten selbst frisch gemahlen) und Produkte daraus verwenden.

Richten Sie sich nach dem Leitsatz von Prof. Kollath: „Lasst die Nahrung so natürlich wie möglich".

Blatt 22:

Sauerkraut-Salat:

Sauerkraut etwas schneiden und mit fein geschnittenen Zwiebeln, geraffeltem Apfel, Öl, Kümmel, Porree und geriebenem Meerrettich vermischen.

Weitere Info:

Jede Krankheit hat eine Ursache, meistens sogar mehrere. Kennt man diese, kann man sie vermeiden und bleibt gesund. Diese Krankheitsursachen kann man in drei große Gruppen einteilen: Die ernährungsbedingten, die so genannten lebensbedingten und die umweltbedingten.

Die ernährungsbedingten Zivilisationskrankheiten umfassen alle Erkrankungen, die durch Fehler in der Ernährung verursacht sind. Das sind heutzutage ca. 80 % aller Erkrankungen. Unter lebensbedingten Krankheiten versteht man solche Erkrankungen, die aus Verstößen gegen Lebensgesetze, aus mangelnden Erkenntnissen, falschen Vorstellungen, Konflikten, der Fehleinschätzung des Willens und widrigen Lebensumständen entstehen. Jedermann in unserer komplizierten Gesellschaft ist solchen Gefahren ausgesetzt. Die Ursache der umweltbedingten Krankheiten ist die toxische Gesamtsituation (nach Prof. Eichholtz).

Blatt 23:

Haselnuss-Schnitzel:

Sellerie (oder ähnliches Gemüse) waschen, putzen und in ca. 1 cm dicke
Scheiben schneiden. Drei tiefe Teller vorbereiten: 1. Teller mit Mehl, 2. Teller
mit etwas Suppengewürz aufgeschlagenem Ei und 3. Teller mit gemahlenen
Haselnüssen- und Paniermehlgemisch. In dieser Reihenfolge die Scheiben
panieren. In eine Pfanne mit Öl oder Butter die Schnitzel langsam bei
schwacher bis mittlerer Hitze darin braten.

Weitere Info:

Die alte Ernährungslehre besagte, dass ein Mensch vollwertig ernährt wäre,
wenn er genügend Eiweiß, Fett und Kohlenhydrate esse. Und zwar so viel, dass
der Brennwert in Kalorien etwa 2.000 – 4.000 täglich ausmache, je nach
Energieverbrauch des Einzelnen.

Erst später erkannte man, dass außer den drei Grundnährstoffen noch
Mineralien, wie Kalium, Calcium, Natrium, Eisen, Magnesium usw. nötig waren.
Und schließlich wurden die ersten Vitamine entdeckt. Heute fasst man diese
Stoffe mit dem Begriff Vitalstoffe zusammen. Man versteht darunter die
Vitamine (wasserlösliche und fettlösliche), Mineralstoffe, Spurenelemente,
Enzyme (Fermente), ungesättigte Fettsäuren, Aromastoffe (sekundäre
Pflanzenstoffe) und Faserstoffe (Ballaststoffe). Nur wenn diese Vitalstoffe in
einem richtigen Verhältnis in der Nahrung mit enthalten sind, ist die Nahrung
vollwertig und volle Gesundheit möglich.

Blatt 24:

<u>Dinkel-Sonnenblumen-Brot:</u>

Backofen auf 180° C vorheizen. Eine Backform einfetten und mit Sesam ausstreuen. 450 g Dinkelkörner malen und mit 100g Sonnenblumenkerne, 1 Päckchen Trockenhefe (7g), 1 Teelöffel Salz und 460 g warmem Wasser verrühren (3 Minuten lang). Den flüssigen Teig in die vorbereitete Backform geben und 50 Minuten (180° C) fertig backen.

<u>Weitere Info:</u>

Dr. M. O. Bruker hat empfohlen: „Essen und trinken Sie nichts, wofür Werbung gemacht wird." Die gesündesten Lebensmittel sind somit die frischen Bio-Gemüse, -Obst, -Kräuter und -Salate aus dem eigenen Garten. Selbstgemachtes Essen ist und bleibt das Gesündeste, weil man hier genau weiß, was drin ist.

Ernährungsphysiologisch benötigt der Körper alle Vitalstoffe, das sind laut Dr. Bruker: Vitamine, Mineralstoffe, Spurenelemente, Enzyme, mehrfach ungesättigte Fettsäuren, Aromastoffe und Faserstoffe. Der Körper kann einfach ungesättigte Fettsäuren selbst herstellen. Mehrfach ungesättigte Fettsäuren müssen zugeführt werden, sind also essentiell.

Durch die vitalstoffreiche Vollwertkost nach Dr. Bruker bekommt der Körper alle diese Vitalstoffe, so dass kein Mangel entstehen kann.

Blatt 25:

Frischkornbrei nach Dr. Evers:

Gekeimtes Getreide (egal ob aus Roggen, Weizen, Dinkel, Gerste, Hirse, etc.) mit etwas Zitronensaft, 1 Esslöffel Sahne, frischem Obst und Nüssen mixen.

Weitere Info:

8 wichtige essentielle Aminosäuren sind: Valin, Lysin, Leucin, Isoleucin, Methionin, Phenylalanin, Threonin und Tryptophan.

Bei der vitalstoffreichen Vollwertkost sollen folgende Speisen täglich gegessen werden: Frischkorngerichte, Vollkornbrote, Vollkornprodukte, Frischkost (rohes Obst, Salat und Gemüse) und naturbelassene Fette (Butter, Sahne und native, unraffinierte Speiseöle). Gemieden werden sollen Speisen mit Fabrikzucker, Auszugsmehlen, Fabrikfetten. Säfte und gekochtes Obst sollen auch Leber-, Galle-, Magen- und Darmempfindliche meiden. Der Verzehr von tierischem Eiweiß (Fleisch, Wurst, Fisch, Milch, Joghurt, Käse, Quark und Eiern) ist einzuschränken und bei bestimmten Krankheiten ganz zu meiden.

Blatt 26:

Pilzragout:

Ca. 800 g Pilze putzen und vierteln. 1 Zwiebel und 1 Knoblauchzehe schälen und kleinschneiden. In der Pfanne mit etwas Butter oder Öl die Zwiebelwürfel und Knoblauch kurz darin anschwitzen. Die geviertelten Pilze zugeben und bei mittlerer Hitze anbraten. Mit Salz, Pfeffer und Chili würzen. 50 ml Weißwein und 200 ml süße Sahne zufügen, aufkochen lassen und bei Bedarf abbinden.

Weitere Info:

Prof. Werner Kollath teilte die Lebens- und Nahrungsmittel in 6 Gruppen ein. Gruppe 1 ist am gesündesten und Gruppe 6 am schlechtesten. Die Nahrungsmittel aus der Gruppe 5 sollten selten verzehrt werden. Diese sind die durch Konservierung veränderten Nahrungsmittel. Dazu gehören nicht nur die üblichen Gemüse-, Fleisch- und Milchkonserven, sondern auch Dauerbackwaren. Gar nicht verzehrt werden sollten die Nahrungsmittel aus der Gruppe 6, das sind die sogenannten Präparate. Unter Präparaten versteht man hier alle in der Fabrik hergestellten, rein chemischen Stoffe, wie z. Bsp. Fabrikzuckerarten, Auszugsmehlprodukte und Fabrikfette. Durch die industrielle Bearbeitung ursprünglicher Lebensmittel entstehen minderwertige Nahrungsmittel, die nicht mehr die notwendigen Vitalstoffe in ausreichender Menge und im richtigen Verhältnis enthalten. Mittlerweile haben wir es mit noch minderwertiger Nahrung als den in Gruppe 6 von Prof. Kollath genannten Präparaten zu tun, nämlich mit Imitaten und genmanipulierten Produkten.

Blatt 27:

Weizenschrotbrot:

Ca. 560 g Weizenkörner schroten. 1 Päckchen Trockenhefe (7g Backhefe) mit etwas warmer Milch anrühren und in die Mitte vom Schrotmehl geben und mit Mehl zudecken. ½ Liter Milch mit ca. 70 g Quark oder Joghurt, 1 Teelöffel Salz und etwas abgeriebene Zitronenschale mischen, ½ Teelöffel Kümmel dazugeben und mit dem Mehlgemisch verrühren. Ca. 100 g Weizenmehl noch dazugeben, falls der Teig zu flüssig ist. Teig in eine gefettete Backform geben und in den Backofen bei 220°C stellen. Nach ½ Stunde auf 200°C runter schalten und noch eine ½ Stunde fertig backen. Auf einem Gitterrost abkühlen lassen.

Weitere Info:

Die Herstellung von Fabrikpräparaten entstand, weil man früher meinte, es sei besonders wichtig, dass der Mensch viel Eiweiß, Fett und Kohlenhydrate zu sich nehmen solle. So wurden eben solche Nahrungsmittel, die diese Nährstoffe in konzentrierter Form enthalten, für besonders wichtig angesehen. Dies führte dazu, dass eine mächtige Nahrungsmittelindustrie entstand, die eben solche konzentrierten, aber vitalstoffarmen Präparate herstellt. Durch einen Mangel an Vitalstoffen können aber die konzentrierten Nährstoffe im menschlichen Körper nicht richtig verwertet werden. So entstehen die zahlreichen (auf Blatt 7 genannten) ernährungsbedingen Zivilisationskrankheiten, die es vor rund hundertfünfzig Jahren kaum gab.

Blatt 28:

Ackersalat:

1 fein geschnittene Knoblauchzehe, etwas geriebener Meerrettich, ½ Teelöffel
Honig, 2 Esslöffel Essig und 5 Esslöffel Öl mischen. Diese Soße über den
gewaschenen und geputzten Ackersalat geben und untermischen.

Weitere Info:

Man sollte nur natürliche, sogenannte kaltgepresste Öle für die Zubereitung
von Speisen verwenden. Fabrikatorisch hergestellte Fette durchlaufen die
folgenden Verfahrensschritte: 1.) Extraktion (aus den Rohstoffen werden die
Fette herausgelöst durch Erhitzung und Lösungsmittel wie Waschbenzin oder
Alkohol), 2.) Raffination (aus dem Rohöl wird das Lecitin herausgelöst, danach:
Entschleimung, Entsäuerung, Entfärbung und Desodorierung), 3.) Modifikation
(Härtung, Fraktionierung und Umesterung), 4.) Rekombination (hier werden
Zusatzstoffe, Farbstoffe, etc. hinzugefügt).

Bei diesen Prozessen werden sämtliche Vitalstoffe zerstört. Da der menschliche
Körper jedoch mehrfach ungesättigte Fettsäuren nicht selbst herstellen kann,
müssen diese über die Nahrung zugeführt werden. Dies geschieht am
einfachsten durch das Essen von natürlichen Fetten, z. Bsp. sogenannte
kaltgepresste Öle.

Blatt 29:

<u>Fenchelsalat:</u>

2 Fenchelknollen, 2 Äpfel und 2 geschälte Orangen waschen und kleinschneiden. Eine Salatsoße aus 4 Esslöffeln Öl, 2 Esslöffeln Zitronensaft, etwas Salz, etwas Pfeffer und ½ Teelöffel Honig zubereiten. Alles zusammen vermischen.

<u>Weitere Info:</u>

Es gibt 7 Vitalstoffarten. Diese sind: Vitamine (fett- und wasserlösliche Vitamine), Mineralstoffe, Spurenelemente, Enzyme (Fermente), Ungesättigte Fettsäuren, Aromastoffe (sekundäre Pflanzenstoffe) und Faserstoffe (sog. Ballaststoffe).

Die Enzyme (Fermente) sind hierbei die wichtigste Gruppe. Sie wirken ähnlich wie Katalysatoren (Biokatalysatoren) und ermöglichen, bzw. beschleunigen chemische Reaktionen im Organismus.

Bei ausreichender Vitalstoffzufuhr hat der Organismus einen gut funktionierenden Stoffwechsel. Daher ist die vitalstoffreiche Vollwertkost eine optimale Ernährungsform.

Blatt 30:

Apfelkuchen:

100 g Butter, 2 Eier und 2 gehäufte Esslöffel Honig schaumig rühren. 150 g Vollkornmehl mit 1 Teelöffel Backpulver unterrühren. Springform fetten und mit Vollkornmehl ausstreuen. Teig einfüllen und mit Apfelschnitzen und (nach Geschmack) mit Honig, Sultaninen, Zimt, gemahlenen Mandeln oder Ähnlichem belegen. Bei 150 -170 Grad 45 Minuten im Backofen backen.

Weitere Info:

Die Verdauung der Kohlenhydrate beginnt im Mund durch Zerkauen und Einspeichelung der Nahrung. Bei dieser Vorverdauung ist das Enzym Ptyalin aktiv. Der Oberbegriff für alle kohlenhydratspaltenden Enzyme ist Amylase.

Beim Abbau der Kohlenhydrate entsteht Kohlensäure (H_2CO_3), die schließlich zu Kohlendioxid (CO_2) und Wasser (H_2O) zerfällt. Beide werden ausgeschieden über Urin, Kot, Schweiß und Atmung.

Blatt 31:

<u>Schwarzwurzeln-Frischkost:</u>

Schwarzwurzeln säubern und waschen, dann fein reiben und mit süßer Sahne
und Kokosraspeln vermengen.

<u>Weitere Info:</u>

Ernährungsbedingte Zivilisationskrankheiten nehmen immer mehr zu – auch
bei Kindern. Am deutlichsten ist dies daran erkennbar, dass die meisten Kinder
an Zahnkaries (Zahnfäule) leiden.
Die Zahnkaries ist einzig und allein die Folge falscher Ernährung. Sie entsteht
durch den Verzehr von Fabrikzucker und Süßigkeiten und ist nur durch richtige
Ernährung verhütbar. Sie braucht zu ihrer Entstehung nur Monate, während
alle anderen ernährungsbedingten Zivilisationskrankheiten jahrzehntelange
falsche Ernährung mit Zivilisationskost voraussetzen. Wenn die Zahnkaries
durch richtige Ernährung verhütet wird, wird damit zugleich den anderen
ernährungsbedingten Zivilisationskrankheiten im späteren Leben vorgebeugt.
Je natürlicher und unbehandelter ein Lebensmittel ist, desto höher ist der
Gehalt an seinen biologischen Wirkstoffen, die für die Gesunderhaltung so
wichtig sind.
Durch eine vitalstoffreiche Vollwertkost lassen sich die meisten der
ernährungsbedingten Zivilisationskrankheiten verhüten und chronische Leiden
lindern. Zahnkaries ist somit durch eine richtige Ernährung absolut vermeidbar.
Eine Behandlung mit Fluoridtabletten ist strikt abzulehnen, da es durch diese
Anwendung zu gesundheitlichen Spätschäden kommen kann.

Blatt 32:

Chicorée-Orangen-Salat:

2 Chicorées putzen, waschen und kleinschneiden. Orangen filetieren und ebenfalls klein schneiden. Alles in einer Schüssel mischen und mit einer fruchtigen Salatsoße zum Salat anmachen.

Weitere Info:

Die moderne Ernährungsforschung hat nachgewiesen, dass folgende Krankheiten ernährungsbedingt sind:

1. Der Gebissverfall, die Zahnkaries und die Parodontose.
2. Die Erkrankungen des Bewegungsapparates, die sogenannten rheumatischen Erkrankungen, die Arthrose und Arthritis, die Wirbelsäulen- und Bandscheibenschäden.
3. Alle Stoffwechselkrankheiten wie Übergewicht, Zuckerkrankheit, Leberschäden, Gallensteine, Nierensteine, Gicht, usw.
4. Die meisten Erkrankungen der Verdauungsorgane wie Stuhlverstopfung, Leber-, Gallenblasen-, Bauspeicheldrüsen-, sowie Dünn- und Dickdarmerkrankungen, Verdauungs- und Fermentstörungen.
5. Gefäßerkrankungen wie Arteriosklerose, Herzinfarkt, Schlaganfall und Thrombosen.
6. Mangelnde Infektabwehr, die sich in immer wiederkehrenden Katarrhen und Entzündungen der Luftwege, den so genannten Erkältungen und in Nierenbecken- und Blasenentzündungen äußert.
7. Die meisten der so genannten Allergien.
8. Manche organischen Erkrankungen des Nervensystems.
9. Auch an der Entstehung des Krebses ist die Fehlernährung in erheblichem Maße beteiligt.

Eine vitalstoffreiche Vollwertkost mit viel Rohkost ist somit die beste Vorsorge.

Blatt 33:

<u>Artischocken:</u>

Artischocken waschen und braune, äußere Stellen abschneiden. Dann in leicht mit Meersalz gewürztes Wasser legen und je nach Größe 20 – 60 Minuten kochen lassen, bis sich die Blätter leicht von der Pflanze wegziehen lassen. Dann sind die Artischocken servierbereit. Man zieht die Hüllblätter mit Daumen und Zeigefinger einzeln aus den Artischocken heraus, tunkt diese in einen Dip und lutscht sie aus. So isst man sich durch bis zu dem fleischigen Fruchtboden. Hier werden zuerst die Staubgefäße, das sogenannte „Heu" vorsichtig entfernt, bis man zu dem leckeren Blütenboden kommt. Auch der fleischige Stiel ist essbar.

<u>Weitere Info:</u>

Schon um die Mitte des 16. Jahrhunderts wird von dem günstigen Einfluss der Artischocke auf die Gallenbildung und ihre gute Wirkung bei „verstopften Lebern und Nieren", bei Wassersucht und Gelbsucht hingewiesen. Auch als Nervenstärkungsmittel und wegen dem guten Kupfer- und Inulin-Gehalt ist diese Delikatesse bekannt. Der Feinschmecker bevorzugt diese Köstlichkeit meist ohne jede Beigabe. Die Kochbrühe, welche stark harntreibend wirkt und auch sonst viele Heilkräfte besitzt, ist so geladen mit Mineralsalzen, dass man sie gut als Trink- oder Suppenbrühe weiterverwenden kann.

Blatt 34:

Möhren-Salat:

Möhren und nach Geschmack auch Äpfel waschen und putzen und in eine Schüssel reiben. Fein geschnittene Zwiebeln, Öl, Zitronensaft und mit Kräutern (nach Belieben) mischen.

Weitere Info:

Folgende Speisen sollten gemieden werden: Alle Fabrikzuckerarten, Auszugsmehle und Fabrikfette (bei Magen- Darm- Empfindlichen auch Säfte und gekochtes Obst).

Folgende Speisen sollten täglich gegessen werden: 3 Esslöffel Getreide z. B. in Form eines Frischkorngerichtes, Vollkornbrote (möglichst viele verschiedene Sorten), Frischkost bestehend aus rohen Gemüsen und rohem Obst (z. B. als Salat), naturbelassene Fette (das heißt Butter, Sahne und unraffinierte, kaltgepresste Öle).

Kein anderes Lebensmittel enthält auf so kleinem Raum so viel Vitamin B1 wie der Getreidekeim. Mit anderen Worten: Der Getreidekeim ist der Hauptlieferant für Vitamin B1 in der menschlichen Nahrung.

Blatt 35:

<u>Pastinaken-Salat:</u>

Die rohen Pastinaken mit Hilfe der Gemüsebürste unter Wasser reinigen und dann fein hobeln oder reiben. Nach Belieben noch einen geriebenen Apfel, fein gehackte Zwiebeln und Küchenkräuter hinzugeben und alles mit einer beliebigen Salatsauce anmachen.

<u>Weitere Info:</u>

Ein Mangel an Vitaminen, Spurenelementen und anderen Vitalstoffen kann zu Krankheiten führen. Diese Vitalstoffe sind am wenigsten enthalten in: Aus Auszugsmehl hergestellten Getreideprodukten, Süßigkeiten aus Fabrikzucker und anderen fabrikatorisch hergestellten Nahrungsmitteln (auch tierische Produkte). Daher sollte man diese Nahrungsmittel drastisch reduzieren und mehr vitalstoffreiche Lebensmittel in den Speiseplan aufnehmen. Vitalstoffreiche Lebensmittel sind Früchte, Salate, Kräuter, Pilze, Gemüse, Nüsse, Kerne, Saaten und Vollkornprodukte. Werden diese bevorzugt, dann ist in unserem Körper ein biologisches Gleichgewicht vorhanden und wir haben uns nicht mit Avitaminosen (Vitamin-Mangel-Krankheiten) herumzuplagen.

Blatt 36:

Fruchtiger Avocado-Salat:

2 reife Avocados schälen und den Kern entfernen. Dann in kleine Scheiben schneiden. 2 Äpfel waschen und in kleine Scheiben schneiden. 2 rote Zwiebeln schälen und in halbe Ringe schneiden. Diese mit den Avocado- und Apfel-Scheiben, sowie etwas Paprikapulver, Salz, Pfeffer, Zitronensaft, Speiseöl und ganz wenig Essig in einer Schüssel mischen und servieren.

Weitere Info:

Mit einer vitalstoffreichen, vollwertigen Ernährung, die viel Rohkost enthält, stellt der Körper sich gewöhnlich automatisch auf sein Idealgewicht ein. Wenn man Übergewicht verlieren will, dann ist es sinnvoll den Frischkostanteil zu erhöhen und keine Zwischenmalzeiten einzunehmen. 2 – 3 Malzeiten am Tag reichen völlig aus. Kalorienzählen ist unnötig.

Zum Trinken genügt Wasser oder Tee. Beim Tee sollte man darauf achten, dass dieser ohne zugesetzte Aromastoffe, sondern aus natürlichen und biologischen Kräutern oder Früchten hergestellt wird. Der Tee schmeckt ungesüßt oder mit wenig Honig. Man trinkt, wenn man Durst hat und sollte sich nicht zu einer größeren Trinkmenge zwingen.

Blatt 37:

<u>Tsatsiki:</u>

1 Gurke gründlich waschen, die zwei Enden abschneiden und die restliche Gurke kleinraspeln. Ca. 250g Joghurt, 250g Frischkäse oder Schmand hinzufügen und verrühren. Jeweils 1 Esslöffel Essig und Speiseöl, sowie etwas Salz und 5 kleingeschnittene Knoblauchzehen einrühren.

<u>Weitere Info:</u>

Es ist ein Unterschied zwischen der Stärke und dem Zucker, der in der pflanzlichen Nahrung im natürlichen Verbund ist und dem Fabrikzucker, der ein extrahiertes Isolat ist. Die Herstellungsschritte vom Fabrikzucker zeigen auf, dass da am Ende ein ungesundes Nahrungsmittel ohne jegliche Vitalstoffe entsteht:

Die Zuckerrüben/Zuckerrohr werden gewaschen, geschnitzelt und ausgelaugt. Der daraus entstandene Saft wird mit Ätzkalk gereinigt und durch Zusatz von Kohlensäure wird der Kalk wieder ausgefällt. Danach folgt die Trennung von Schlamm und Zuckersaft durch Pressung. Dann kommt das Bleichen durch schwefelhaltige Säure, danach das Eindampfen und die Kristallisation durch Kochen im Vakuum. Dann folgen das Ausschleudern und Zentrifugieren zu Sirup und Rohzucker. Danach folgen weitere Male: Kochen, Abkühlen, Zentrifugieren, Kristallisieren, Filtrieren auf Knochenkohle und schließlich wird alles so lange gekocht, bis nur noch Körner da sind (= auf Korn kochen). Erst danach ist der Verbrauchszucker fertig.

Blatt 38:

Frischkornbrei mit geflocktem Hafer:

Jeweils 2 Esslöffel Hafer und Hirse durch die Flockenquetsche geben. Diese
Getreideflocken dann mit Zitronensaft, geriebenem Apfel (mit Schale) und
zerquetschter Banane mischen. Gemahlene Nüsse und 1 Esslöffel geschlagene
Sahne unterrühren. Das Frischkorngericht kann mit geschlagener Sahne und
frischen Früchten garniert werden.

Weitere Info:

Seit Jahrtausenden gehört Getreide zur Nahrungsgrundlage des Menschen.
Dem Getreidekorn kommt eine zentrale Bedeutung zu, denn es ist ein
Kompaktspeicher der Lebensenergie, harmonisch auf den Körper abgestimmt.
Hafer und Hirse zeichnen sich durch ihren Reichtum an Vitaminen, Mineralien,
Faserstoffen und Spurenelementen nicht nur als Vollwertnahrung, sondern
auch als Heilnahrung aus.
Hafer und Hirse begünstigen insbesondere den Kieselsäurestoffwechsel, der für
die Lebensvorgänge wichtig ist, ebenso die Aktivierung der körpereigenen
Abwehrkraft und vieles andere. Bei Krankheiten, mit ernährungsbedingten
Degenerationserscheinungen, wie Schädigungen des Knorpelgelenks und
Arthrose, kann der Verzehr von Hirseflocken oder Braunhirse die Therapie
unterstützen.

Blatt 39:

5-Minuten-Brot:

500g Vollkornmehl mit 80 g Körner (z. Bsp. Sonnenblumen, Leinsamen,
Kürbiskerne, Sesam, Nüsse, etc.) und ca. 550 ml lauwarmem Wasser, 1 Würfel
Hefe, 2 Teelöffeln Salz und 2 Esslöffeln Essig vermischen. Eine Auflaufform
einfetten und mit weiteren Körnern auslegen. Darauf den Teig einfüllen und die
Auflaufform in den kalten Ofen auf die untere Schiene geben. Dann auf 200 °C
Ober- u. Unterhitze ca. 50 Minuten lang backen. Klopfprobe machen zum
Testen, ob das Brot fertig ist. Zum Abkühlen auf ein Kuchengitter stürzen.

Weitere Info:

Klopfprobe: Wenn man ein Brot aus dem Ofen holt und mit den Fingerknöcheln
drauf klopft, dann muss es sich hohl oder dumpf anhören, erst dann ist es fertig
gebacken. Ansonsten muss es noch einige Minuten nachgebacken werden. Auf
Fabrikzucker sollte verzichtet werden, weil dieser folgende schädliche
Wirkungen hat:

- Vitamin B1 – Räuber
- Kalzium – Räuber
- Verändert die Darmflora
- Suchtmittel
- Erzeugt Karies
- Schadstoff
- Kann vollwertige Lebensmittel unverträglich machen
- Reizt die Bauchspeicheldrüse und stört die Glucosehomöostase

Blatt 40:

Zucchini-Nocken:

1 Zwiebel abziehen und kleinschneiden. 2 Zucchini gründlich waschen, die Enden entfernen und den mittleren Teil raspeln. Alles in einer Schüssel mit etwas Salz, Vollkornbrösel (selbstgemacht aus 3 Brotscheiben), 2 Eiern, Kräutern und 80g geraspeltem Käse verrühren. Von der Masse kleine Nocken abstechen und im Fett ausbacken.

Weitere Info:

In den Körperzellen können nur Einfachzucker-Moleküle genutzt werden. Daher benötigt der Körper zur Aufspaltung von Zweifachzucker-Molekülen bestimmte Enzyme. Diese sind:

Saccharase: Zur Aufspaltung von Saccharose (= Rohr- oder Rübenzucker) in die Einfachzucker-Moleküle Glucose und Fructose.

Maltase: Zur Aufspaltung von Maltose (= Malzzucker) in die Einfachzucker-Moleküle Glucose und Glucose.

Lactase: Zur Aufspaltung von Lactose (= Milchzucker) in die Einfachzucker-Moleküle Glucose und Galactose.

Blatt 41:

Einfaches Salatdressing:

½ TL (=Teelöffel) Salz, 1 Prise Pfeffer, ½ TL Senf, ½ TL Honig mit 6 TL Essig und ca. 90 ml Speiseöl in ein Schraubglas füllen. Dieses zuschrauben und schütteln. Fertig ist das einfache Salatdressing.

Weitere Info:

Täglich 2 – 3 Malzeiten mit einem hohen Frischkostanteil führen zum Idealgewicht.

Für die Herstellung von Margarine werden folgende Verarbeitungsschritte fabrikatorisch gemacht:

1. Extraktion, 2. Raffination, 3. Entlecithinierung, 4. Entschleimung, 5. Entsäuerug, 6. Entfärbung / Bleichung, 7. Desodorierung, 8. Modifikation, 9. Härtung, 10. Fraktionierung, 11. Umesterung, 12. Rekombination.

Bei all diesen Prozessen gehen Vitalstoffe verloren, so dass, wie beim Fabrikzucker, auch bei den Fabrikfetten nur noch ein unnatürliches, ungesundes Nahrungsmittel übrigbleibt. Darüber hinaus entstehen bei der Herstellung dieser Kunstfette vermehrt Transfettsäuren, die es in der Natur sehr selten gibt.

Daher sind natürliche Fette gesünder. Diese sind: Rohmilch-Butter aus Sauerrahm oder Süßrahm, Sahne und sogenannte kaltgepresste, nicht raffinierte Pflanzenöle.

Blatt 42:

<u>Vollwertige Pommes:</u>

Eine Marinade herstellen aus 125 g Pflanzenöl, Curry, Paprika, Pfeffer und Salz. Kartoffeln waschen, mit einer Gemüsebürste putzen und in Stifte schneiden. Anschließend in der Marinade wälzen und auf einem gefetteten Backblech verteilen. Bei 180 Grad Heißluft ca. 20 Minuten backen.

<u>Weitere Info:</u>

Tipps für ein Idealgewicht ohne zu Hungern:

- Keine Fabrikfette und keine raffinierten Kohlenhydrate essen.

- Obst, Gemüse und Vollkornprodukte essen.

- Viel Frischkost (Rohkost) aus 2/3 Gemüse und 1/3 Obst und einem Anteil an rohem Getreide (Frischkornbrei).

- Wegen der Verdauungsleukozytose: Rohkost immer zuerst essen.

- Trinken wenn man Durst hat und nur Wasser oder nichtarzneiliche, natürliche Tees (ohne Zusatzstoffe).

- Höchstens 3 Malzeiten pro Tag und keine Zwischenmalzeiten. Diese Pausen zwischen den Malzeiten sind wichtig für den Fettabbau. Je größer diese Pause ist, desto besser.

Blatt 43:

Vollwertiger Nudelteig:

400g Hartweizen, Kamut oder Emmer fein mahlen und mit 200g kaltem Wasser und 1 Teelöffel Salz verkneten. Den Teig auf bemehlter Arbeitsfläche mit dem Nudelholz ausrollen, in die gewünschte Form schneiden und dann die Nudeln in reichlich Salzwasser ca. 8 Minuten kochen.

Weitere Info:

Verdauungsorgane sind: Magen, Darm, Leber, Gallenblase und Bauchspeicheldrüse. Der Verdauungsprozess startet jedoch bereits durch Speichel und Kauen im Mund.

Der Verzehr von Fabrikzucker und die Produkte daraus, aber auch Säfte, Trockenfrüchte und Genussmittel wie Kaffee und Alkohol können zu Unverträglichkeiten bei einer sonst vollwertigen Nahrung führen. Diese Unverträglichkeiten zeigen sich durch abgehende Darmwinde die durch Gär- und Fäulnisprozesse im Darm entstehen.

Blatt 44:

Würzpaste:

Selleriegrün, ein Stück Selleriewurzel, Karotten und eine Petersilienwurzel
waschen, putzen und zerteilen. Das Gemüse dann mit Salz und Öl im Mixer zu
einer Paste verarbeiten. In einem Schraubglas im Kühlschrank aufbewahren und
als Würzmittel für Speisen und Suppen verwenden.

Weitere Info:

Für den Gesunden gilt die Empfehlung, etwa ein Drittel der täglichen Nahrung
in Form von Frischkost zu verzehren. Davon sollte das Obst etwa ein Drittel und
das Gemüse etwa zwei Drittel betragen und in frischer, unerhitzter Form
gegessen werden. Die Menge des Rohkostanteils ist abhängig von dem Wunsch
nach dem Grad der Gesundheit, denn „Frischkost ist Heilkost".

Was viele nicht wissen ist, dass Fabrikzucker die Vollwertkost unverträglich
machen kann. Daher sollten unbedingt alle Fabrikzuckerarten gemieden
werden. Da diese vor allem in fabrikatorisch herstellten Nahrungsmitteln
enthalten sind, sollten auch alle Fabriknahrungsmittel gemieden werden. Zu
den Fabrikzuckerarten zählen: Gewöhnlicher weißer Haushaltszucker, brauner
Zucker, fabrikatorisch hergestellter Frucht-, Trauben-, Milch- und Malzzucker,
sog. Vollrohrzucker, Sucanat, Birkenzucker, Rapadura, Blütenzucker, Melasse,
Dicksäfte, Sirupe, Maltodextrin, etc.

Blatt 45:

Weißkohl-Curry:

Kartoffeln und Weißkohl gründlich waschen und in mundgerechte Stücke
schneiden. Eine Zwiebel fein hacken und mit den Kartoffeln und dem Weißkohl
in etwas Öl anbraten. Mit Salz, Pfeffer und Curry würzen und anschließend mit
Gemüsebrühe ablöschen. Alles ca. 15 Minuten köcheln lassen. Am Schluss
Sahne oder Schmand dazu geben und gehackte Petersilie darüberstreuen.

Weitere Info:

Der Stoffwechsel stellt dem Körper die Energie bereit, die er für
lebensnotwendige Vorgänge und Funktionen braucht. Die Voraussetzung dafür
ist die Verdauung. Im Magen und Darm werden die Nährstoffe, die sich in der
Nahrung befinden, in kleinste Bestandteile zerlegt, so dass sie ins Blut
überführt werden können. Über den Blutkreislauf werden die Nährstoffe in
sämtliche Zellen des Körpers transportiert und dort werden sie
verstoffwechselt.

Verdauungs- und Stoffwechsel-Störungen zeigen sich oft durch Symptome wie
Müdigkeit, Bauchschmerzen oder Stuhlunregelmäßigkeiten. Aus diesen
Störungen können ernst zu nehmende Krankheiten entstehen.

Damit die Verdauung und der Stoffwechsel einwandfrei ablaufen können,
benötigt der Körper Vitalstoffe, die in einer natürlichen und gesunden
Ernährung enthalten sind. Mit einer gesunden Ernährung können somit
ernährungsbedingte Krankheiten vermieden werden.

Blatt 46:

Sellerie-Chicorée-Salat:

Knollensellerie, 2 Chicorée und 2 Äpfel waschen, putzen und klein schneiden,
bzw. raspeln. Als Soße etwas Honig mit Kräutersalz und einem Becher
Sauerrahm verrühren. Alles zusammen in einer Schüssel vermischen.

Weitere Info:

Der Sellerie ist ein Doldenblütler, der als Knollensellerie und Bleich-
beziehungsweise Staudensellerie auf den Markt kommt. Der Knollensellerie,
eine verdickte Wurzel, nimmt im Laufe des Sommers an Fülle und Gewicht zu
und wird schließlich im Oktober und November geerntet. Er enthält vor allem
ätherische Öle, viele Mineralstoffe und Vitamine, insbesondere die Vitamine E
und B6.

In der Naturheilkunde spielt Sellerie schon lange eine bedeutende Rolle.
Sowohl die Knolle als auch die Blätter werden bei Rheuma-, Magen- und
Darmstörungen, sowie bei Nierenerkrankungen verwendet. Selbst bei Husten
und Erkältungen werden Milchabkochungen mit Sellerieblättern empfohlen.

Blatt 47:

Salat mit Schimmelkäse:

Chicorée und andere Salatblätter waschen und in mundgerechte Stücke schneiden. 1 Birne waschen und kleinschneiden. Ca. 60 g Schimmelkäse kleinschneiden. Alles in einer Schüssel mischen und mit Salatdressing übergießen.

Weitere Info:

Laut Dr. Bruker benötigt der gesunde Mensch mindestens 1/3 von seiner Nahrung als Frischkost. Alle kranken Personen benötigen einen höheren Frischkostanteil und somit mehr Vitalstoffe.

Prof. Kollath stellte fest, dass der Mangel an Vitalstoffen nicht direkt zum Tod führt, sondern zu Krankheiten, die sich nach und nach verschlimmern.

Acrylamid entsteht bei hoher Erhitzung von Fett (Verbranntes). Das ist gesundheitsschädlich. Daher soll man Fett nicht so hoch und nicht so lang erhitzen.

Blatt 48:

<u>Apfel-Karotten-Rohkost:</u>

3 Äpfel waschen und das Kerngehäuse entfernen. 3 Karotten mit der Gemüsebürste waschen und die unschönen Stellen entfernen. Alles in eine Schüssel raspeln und mit dem Saft von einer Zitrone, einem guten Schuss Sahne und einem Teelöffel Würzpaste (oder etwas Kräutersalz) vermischen.

<u>Weitere Info:</u>

Laut Prof. Kollath (1892 – 1970) sind die besten Lebensmittel die ganz natürlichen, wie z. Bsp.: Getreide, Nüsse, Samen, Ölsaaten, Obst, Gemüse, Kräuter, Salate, Honig (kaltgeschleudert), Eier und Rohmilch. Zu den schlechtesten Nahrungsmittel zählt er, die durch technische Prozesse am stärksten veränderten, wie z. Bsp.: Alle Fabrikzuckerarten und die Produkte daraus wie Bonbons oder Schokolade, Auszugsmehle und die Produkte daraus wie Weißbrot, Gebäck oder Nudeln, geschälter weißer Reis, raffinierte Öle oder Margarinen, Vitaminpillen, Tierpräparate wie Trockenei oder Milchpulver und auch künstliche Getränke wie Cola, Limonaden oder Alkopops.

Blatt 49:

Champignons in Kräutersoße:

Für die Soße ca. 150 g saure Sahne mit dem Saft von einer Zitrone, etwas Salz und Pfeffer vermischen. 1 Teelöffel Senf, ½ Teelöffel Honig und gemischte Kräuter (fein gehackt) hinzufügen. 300 g Champignons säubern und in dünne Scheiben schneiden und unter die Soße mischen.

Weitere Info:

Im vorletzten Jahrhundert öffnete man den funktionalen Lebensmitteln Tür und Tor. Die Weltausstellung 1889 in Paris stellte die erste Großmühle vor, welche die Massenproduktion von Auszugsmehl ermöglichte. Es entstand ein Lebensmittel, das seiner natürlichen, gesunden Stoffe völlig beraubt war. Dafür erwies es sich als keimfrei und lange haltbar. Biologisch aber hatte dieses Mehl für den Stoffwechsel keine Bedeutung mehr.

Je länger ein Nahrungsmittel-Produkt haltbar ist, desto schlechter ist es für die Gesundheit, weil es keine Vitalstoffe mehr enthält.

Blatt 50:

<u>Bunter Sauerkrautsalat:</u>

Ca. 300 g rohes Sauerkraut klein schneiden und in ein Schüssel geben. Ca. 200 g Äpfel waschen, Kerngehäuse entfernen und in feine Streifen schneiden. Etwas Petersilie waschen und die Blättchen fein hacken. Alles mit 2 Esslöffel Speiseöl (kaltgepresst) vermischen und mit ca. 20 g gehackten Walnüssen (oder anderen Nüssen bzw. Saaten, je nach Wunsch) bestreuen.

<u>Weitere Info:</u>

Die Umstellung der eigenen Ernährung gelingt nur, wenn man es voller Überzeugung selbst machen will. Nur um Abzunehmen oder weil es gesund sein soll, reicht meistens nicht aus.

Der Körper passt sich bei einer Nahrungsumstellung an. Man braucht dafür keine Darmsanierung, denn die Darmbakterien ändern sich von selbst und passen sich an. Somit führt eine gesunde Ernährung auch zu einer gesunden Darmflora.

Blatt 51:

<u>Ingwertee-Spezial:</u>

1 kleines Stück Ingwer säubern, mit etwas abgeriebener Zitronenschale und ein paar Pfefferkörnern im Mixer zerkleinern. Das alles in 1 Liter Wasser etwa 5 Minuten lang kochen. Den Tee durch ein Sieb in eine Kanne gießen und mit dem Saft von einer ausgepressten Orange oder Grapefruit verfeinern.

<u>Weitere Info:</u>

Dieser Ingwertee wird heiß getrunken. Er hat eine tonisierende, magenstärkende Wirkung und facht das Verdauungsfeuer an. Darüber hinaus werden dem Ingwer noch folgende Eigenschaften nachgesagt:

Ingwer soll Entzündungen hemmen, gegen Schmerzen und Unwohlsein helfen. Der Scharfstoffanteil des Ingwers soll angeblich eine vergleichbare Wirkung wie Acetylsalicylsäure im menschlichen Organismus ausüben. Dieser Wirkstoff ist in der Bevölkerung besser als Aspirin oder ASS bekannt. Selbst gegen Krebs soll der Ingwer angeblich helfen.

Das traditionelle Wissen um die Heilwirkungen der Knolle, insbesondere im asiatischen Raum, ist bereits Jahrtausende alt.

Blatt 52:

Bananen-Eiskonfekt:

3 Bananen schälen, in dicke Scheiben schneiden, mit Honig bepinseln und in gehackten Nüssen oder Mandeln wälzen. Die einzelnen Scheiben in einer Schale mit Deckel einfrieren.

Weitere Info:

Die unkontrollierte Einnahme von Einzelvitaminen und Vitaminkomplexen als Präparate, ist wenig sinnvoll, denn es kann nur das geschluckt werden, was herstellbar ist (und bisher bekannt). Andere wenig erforschte Wirkstoffe werden jedoch genauso benötigt. Die Wechselbeziehungen im intermediären Stoffwechsel und das Verhältnis der einzelnen Vitalstoffe zueinander werden durch unkontrollierbare Vitamingaben gestört. Darüber hinaus können Schäden durch Überdosierung entstehen.

Die Zufuhr aller Vitamine, bzw. aller Vitalstoffe ist nur durch eine vitalstoffreiche Vollwertkost gesichert.

Blatt 53:

Avocado-Fruchtsalat:

1 Avocado, 2 Orangen und 1 Banane schälen und kleinschneiden. 1 Prise Ingwer, Vanille und Honig verrühren und untermischen.

Weitere Info:

Manche glauben, dass die Zahl 100 plus das Alter den „richtigen" Blutdruck ergeben würde. Dies ist falsch. Es gibt eine individuelle Veranlagung für die Höhe des Blutdruckes.

Mit gesunder, vitalstoffreicher Ernährung und ausreichender Bewegung schafft man die besten Voraussetzungen, um ein krankhaftes Ansteigen der Blutdruckwerte zu verhindern.

Blatt 54:

<u>Vollkornwaffeln:</u>

1/8 Liter Wasser mit 1/8 Liter Sahne mischen und einem verquirlten Ei, sowie mit   200 g fein gemahlenem Vollkorn-Weizen oder -Dinkel oder -Kamut und einer Prise Salz vermengen. Den Teig ca. 10 Minuten ruhen lassen (eventuell etwas Wasser hinzufügen, der Teig soll von der Schöpfkelle laufen). Das Waffeleisen erhitzen, mit dem Pinsel leicht einölen. Je 1 Schöpfkelle voll Teig in das Waffeleisen füllen und backen. Die fertige Waffel kann mit etwas Schmand, Honig, Banane und weiterem Obst belegt werden.

<u>Weitere Info:</u>

Wie es der Name schon sagt, besteht Vollkornmehl aus dem vollen Korn. Bei der Verarbeitung bleiben Schale und Keimling erhalten. Der Mineralstoffgehalt im Vollkornmehl unterliegt natürlichen Schwankungen je nach Klima, Anbaugebiet oder Getreidesorte.

Frisch gemahlenes Vollkornmehl enthält die meisten Vitalstoffe und ist somit das beste Mehl für die eigene Gesundheit.

Blatt 55:

Sonntagsbrötchen:

500 g Weizen-Getreide fein mahlen, in eine Schüssel geben und in der Mitte eine Vertiefung drücken. 1 Würfel Hefe hineinbröckeln und mit 50 ml lauwarmem Wasser zu einem dicken Brei verrühren, abdecken und 15 Minuten gehen lassen. 300 ml lauwarmes Wasser, 1 Teelöffel Salz, 1 Teelöffel Honig und 3 Esslöffel Speiseöl dazugeben und alles zu einem Teig verkneten (ca. 5 Minuten). Den Teig 30 Minuten ruhen lassen. Mit einem feuchten Esslöffel Brötchen abstechen, in Sonnenblumenkernen oder anderen Saaten oder gehackten Nüssen wälzen, auf ein gefettetes Blech setzen und nochmals 10 Minuten gehen lassen. Die Brötchen im vorgeheizten Backofen bei 200 Grad 20 bis 25 Minuten backen.

Weitere Info:

Folgende Getreidesorten gehören zu der Weizenfamilie: Einkorn, Emmer, Hartweizen, Kamut, Dinkel und Weichweizen. Die Arten unterscheiden sich ganz erheblich voneinander im Aussehen und den Inhaltsstoffen ihrer Samen.

Buchweizen hingegen gehört nicht zur Weizenfamilie, sondern gehört zu den Knöterichgewächsen. In der Vollwertküche wird er wie Getreide verwendet. Er enthält kein Gluten und ist somit für eine Ernährung bei Zöliakie geeignet.

Blatt 56:

<u>Schichtsalat:</u>

Das Obst und Gemüse in dieser Reihenfolge in eine Glasschüssel schichten:
Ananas in kleinen Würfeln, geraspelte Sellerieknolle, 200 g vorgegarte
Maiskörner, 2 große geraspelte Karotten, 2 in Würfel geschnittene Äpfel, 1
Stange Porree in dünne Ringe geschnitten. Eine Soße verrühren aus: 300 g
Schmand oder Crème fraîche, 100 g Schlagsahne, 4 Esslöffel Wasser, 4 Esslöffel
Speiseöl, 3 Esslöffel Apfelessig, 2 gepresste Knoblauchzehen, 1 Teelöffel Honig,
1 Teelöffel Kräutersalz, 1 Teelöffel Paprikapulver, etwas Pfeffer und ein wenig
Chilipulver. Die Soße über den Schichtsalat verstreichen und den Salat einige
Stunden im Kühlschrank durchziehen lassen.

<u>Weitere Info:</u>

Kräutersalz kann man auch selbst herstellen, indem man getrocknete Kräuter
mit Meer- oder Steinsalz im Mixer mixt. Achtung bei gekauftem Kräutersalz:
Dieses enthält oft Geschmacksverstärker, Jod- und Fluor-Zusätze oder
Rieselhilfen.

Blatt 57:

Curry-Senf-Dip zu Gemüsesticks:

Karotten, Gurken, Paprika und Kohlrabi zu Sticks schneiden. Für den Dip
folgende Zutaten zusammen rühren: 200g Schmand, 1 Teelöffel Currypulver, 1
gepresste Knoblauchzehe, 1 Esslöffel Senf, 1 Esslöffel Sojasoße, 2 Esslöffel
Speiseöl und etwas Honig.

Weitere Info:

Eine Kost ist vollwertig und vitalstoffreich, wenn sie von Natur aus alle Stoffe
enthält, die unser Organismus benötigt, um dauerhaft gesund zu bleiben. Dazu
gehören neben den Grundnährstoffen Eiweiß, Fett und Kohlenhydrate, auch die
Vitalstoffe. Zu ihnen zählen Mineralien, Vitamine, Spurenelemente,
ungesättigte Fettsäuren, Enzyme, Aromastoffe und Faserstoffe (auch
Ballaststoffe genannt). Diese Vitalstoffe sind in naturbelassenen Lebensmitteln
ausreichend und im richtigen Verhältnis vorhanden.

Je weniger verarbeitet ein Lebensmittel ist, umso mehr Vitalstoffe sind noch
enthalten. Sie sorgen für einen intakten Stoffwechsel als Voraussetzung für
Gesundheit. Stehen genügend Vitalstoffe zur Verfügung, haben
ernährungsbedingte Krankheiten keine Chance.

Blatt 58:

Vollkornreis:

70 g Butter in einem Topf schmelzen lassen, 300 g Vollkornreis zugeben und in der Butter leicht bräunen lassen, bis er duftet. 600 ml selbstgemachte Gemüsebrühe zugeben und den Reis 30 Minuten auf kleiner Stufe köcheln lassen. Dann noch circa 30 Minuten auf der abgeschalteten Herdplatte quellen lassen.

Weitere Info:

Wenn auch beim Kochprozess einige Vitalstoffe (z. Bsp. Vitamine, je nach Temperatur) zerstört werden, so bleiben doch die Mineralstoffe und manch andere Vitalstoffe erhalten.

Vitamin B12 wird auch von Kleinlebewesen (z. Bsp. Bakterien) erzeugt. Eine gesunde Darmflora ist daher der beste Vitamin B12 - Produzent. Der Bedarf an Vitamin B12 ist sehr gering und beträgt pro Tag ca. 4 Mikrogramm, das entspricht 0,004 Milligramm. Darüber hinaus kann die gesunde Leber das Vitamin B12 speichern. Eine künstliche Vitaminzufuhr ist daher bei gesunder, vitalstoffreicher Ernährung völlig unnötig.

Blatt 59:

<u>Melone mit Honig-Zimt-Creme:</u>

50 g gehackte Mandeln oder Nüsse in der Pfanne leicht anrösten und beiseitestellen. 250 g Schmand mit 3 Esslöffeln Sahne oder frischer Milch, etwas Honig und ½ Teelöffel Zimtpulver mischen. Die Melone in mundgerechte Würfel schneiden und in eine Schüssel geben. Die Creme mit den gerösteten Mandeln oder Nüssen zu den Melonenstückchen reichen.

<u>Weitere Info:</u>

In frischen Lebensmitteln (direkt vom Feld auf den Tisch) stecken all die Vitalstoffe, die wir für ein gesundes Leben brauchen.

Die industrielle Verarbeitung macht aus ursprünglich vitalstoffreichen Lebensmitteln lange lagerfähige, aber vitalstoffarme, Nahrungsmittel. Je höher der Grad der Verarbeitung ist, desto geringer wird der Vitalstoffgehalt. Ein Zusetzen von künstlichen Vitaminen hilft nichts, denn in natürlichen Lebensmitteln liegen immer harmonische Mischungen von mehreren Vitaminen und anderen Vitalstoffen vor. Außerdem kann man bei der Verabreichung von künstlichen Vitaminen nur diejenigen verwenden, die bekannt und herstellbar sind. In natürlichen Lebensmitteln sind aber auch biologische Wirkstoffe enthalten, die noch nicht bekannt und noch nicht herstellbar sind. Insofern können Gemische von künstlichen Vitaminen, die eben nur die identifizierten und herstellbaren enthalten, diejenigen in einem natürlichen Lebensmittel nicht ersetzen. Im Gegenteil, sie können dem Körper durch Über- und Falschdosierungen schaden.

Blatt 60:

<u>Hirse-Kroketten:</u>

Fertig gegarter Hirsebrei aus 150 g Hirse mit 2 Eier, 1 Teelöffel Majoran, 2 Teelöffeln Petersilie, 1 kleingeschnittenen Zwiebel und etwas Suppengewürz oder Salz vermischen, so dass ein gleichmäßig gemischter Teig entsteht. Kleine Würstchen formen und im heißen Fett goldgelb fertig backen.

<u>Weitere Info:</u>

Zu einer gesunden Ernährung gehört die weitgehende Einschränkung industriell veränderter Nahrungsmittel und von Konserven. Es gilt: Kein industrielles Verfahren kann helfen, Lebensmittel verträglicher oder wertvoller zu machen.

Die übrige Kost soll abwechslungsreich sein.

Blatt 61:

Brittas Jungbrunnen-Müsli (eine **Frischkornbrei**-Variante):

2 Esslöffel Haferkörner, 2 Esslöffel Gerstenkörner und 1 Esslöffel Leinsamen im Mixgerät schroten und mit 7 Esslöffeln abgekochtem Wasser übergießen. Einige Zeit ruhen lassen und dann folgendes gewaschenes Bio-Obst hinzufügen: 1 Zitronenschnitz, 1-2 geschälte Bananen, 1 zerkleinerter Apfel, 3 Esslöffel Nüsse und 1 Esslöffel Sahne. Im Mixer alles zusammen vermixen.

Weitere Info:

Der Frischkornbrei macht mit seiner Fülle an Quell- und Ballaststoffen lange satt. Das frisch gemahlene Vollkorngetreide ist besonders vitalstoffreich und damit ein echtes regionales Superfood. Die Kombination aus Getreide und Obst trägt bei Menschen mit empfindlicher Verdauung dazu bei, dass die Fruchtsäure besser vertragen wird. Die Inhaltstoffe ergänzen sich auf optimale Weise, so dass der Körper mit besonders vielen Vitalstoffen versorgt werden kann.

Darüber hinaus werden dem Frischkornbrei noch weitere gesundheitsförderliche Effekte zugeschrieben – von einer anregenden Wirkung auf den Darm, über die Stärkung der körpereigenen Immunabwehr, bis zur Vorbeugung typischer Zivilisationskrankheiten.

Blatt 62:

<u>Karotten-Apfel-Salat:</u>

4 Karotten und 2 Äpfel waschen und schlechte Stellen (sowie das Kerngehäuse) entfernen. Die Äpfel und Karotten in Streifen in eine Schüssel reiben. 3 Esslöffel kaltgepresstes Öl, 2 Esslöffel Zitronensaft, Kräutersalz und Pfeffer hinzufügen. 2 Esslöffel Sonnenblumenkerne in einer trockenen Pfanne rösten und über den fertigen Salat geben.

<u>Weitere Info:</u>

Karotten oder Möhren sind eine reichhaltige Beta-Karotin-Quelle. Dieser Inhaltsstoff wirkt als Antioxidans und kann vom Körper in Vitamin A umgewandelt werden. Beta-Karotin ist auch wichtig für gesunde Haare, Haut, Augen, Knochen und Schleimhäute.

Kurz- und Weitsichtigkeit lassen sich jedoch durch den Verzehr von Möhren nicht beheben. Der regelmäßige Verzehr von Karotten könnte jedoch bei einer durch Vitamin-A-Mangel hervorgerufenen Nachtblindheit helfen. Der Körper wandelt nur so viel Beta-Karotin in Vitamin A um, wie es seinem aktuellen Bedarf entspricht. Was nicht gebraucht wird, muss ausgeschieden werden.

Blatt 63:

<u>Kartoffelgratin:</u>

Kartoffeln waschen und unschöne Stellen entfernen. In einen Topf mit ca. ½ Liter frischer Milch, etwas Sahne, geriebenem Knoblauch, etwas Pfeffer, Muskatnuss und/oder Rosmarin, die Kartoffeln in Scheiben dazugeben. Unter Rühren einige Minuten köcheln lassen. Den Topfinhalt mit ca. 100 g geriebenem Käse abwechselnd in eine gefettete Auflaufform füllen. 100 g geriebenen Käse obendrauf streuen. Im vorgeheizten Backofen bei 220 ° C ca. 35 Minuten überbacken.

<u>Weitere Info:</u>

Eine natürliche vitalstoffreiche Ernährung ist nicht nur gesund, sondern ist auch gelebter Klimaschutz. Denn stark verarbeitete und fabrikatorisch hergestellte Nahrungsmittel, vor allem tierischer Herkunft, haben eine schlechtere Klima- und Ökobilanz.

Gründliches Kauen ist wichtig, weil dies auch Einfluss auf den Speichel in Menge, Konsistenz und Zusammensetzung hat. Mit ca. 50 % sollte ein Happen mit Speichel durchdrängt sein, bevor er geschluckt wird. Eine gesunde Speichelzusammensetzung hat einen positiven Einfluss auf das Mikrobiom der Schleimhäute (in Mund und Darm).

Blatt 64:

Schokoladenglasur:

70 g Butter in einem kleinen Topf langsam schmelzen lassen. 2 Esslöffel natürliches Kakaopulver zufügen und gut verrühren. Vom Herd nehmen und 70 g Honig zufügen und gut verrühren, bis eine homogene Masse entstanden ist. Die Glasur sofort verwenden und zum Beispiel frische oder gefrorene Früchte damit überziehen.

Weitere Info:

Laut Dr. med. M. O. Bruker (1909-2001) sind achtzig Prozent aller Krankheiten vermeidbare, ernährungsbedingte Zivilisationskrankheiten. In unserer Wohlstandsgesellschaft entsteht – trotz oder wegen allem Überfluss- eine Mangelernährung. Dieser Mangel an Vitalstoffen soll mit der vitalstoffreichen Vollwertkost behoben werden, so dass verschiedenste Krankheiten, vom Gebissverfall über Rheuma, Nieren- und Gallensteinen, Hauterkrankungen, Infektanfälligkeit oder Herzinfarkt vorgebeugt werden soll.

Blatt 65:

<u>Znikkers:</u>

100 g geröstete (nach Geschmack auch gesalzene) Nüsse im Mixer mit 100 g
Datteln (nach Geschmack auch anderes Dörrobst) zu einem Teig verarbeiten.
Daraus Kugeln oder kleine Riegel formen und im Tiefkühlfach hart werden
lassen. Eine Schokoladenglasur aus 35 g Butter, 1 Esslöffel natürlichem
Kakaopulver und 30 g Akazienhonig herstellen. Die gefrorenen Kugeln oder
Riegel mit der Glasur überziehen.

<u>Weitere Info:</u>

Eine vitalstoffreiche Vollwertkost ist weitgehend frei von
Fabriknahrungsmitteln. Sie enthält nicht nur die Grundnährstoffe Eiweiß, Fett,
Kohlenhydrate, sondern alle biologischen Wirkstoffe, die der Organismus für
gesunde Stoffwechselabläufe benötigt. Diese Wirkstoffe werden nach Prof.
Schweigart als Vitalstoffe bezeichnet. Dieser Überbegriff beinhaltet Vitamine
(wasserlösliche und fettlösliche), Mineralstoffe, Spurenelemente, Enzyme
(Fermente), ungesättigte Fettsäuren, Aromastoffe (sekundäre Pflanzenstoffe)
und Faserstoffe (ehemals als Ballaststoffe bezeichnet).

Eine vitalstoffreiche Vollwertkost beinhaltet daher das ganzheitliche,
unverfälschte Lebensmittel: Z. Bsp. das ganze Getreidekorn und nicht das
„Weißmehl" oder die frische Frucht (den ganzen Apfel) und nicht das Kompott
aus der Konservendose.

Blatt 66:

Gurkensalat:

1 Gurke gründlich waschen und mit Schale in Scheiben hobeln. Salatsoße anrühren aus: 2 Esslöffel Essig, 3 Esslöffel Öl, etwas Honig, Dill und frisch gemahlenem Pfeffer. Alles in der Salatschüssel gut vermischen.

Weitere Info:

Wenn man abnehmen möchte, dann darf man sich dreimal täglich rundum satt essen – natürlich vollwertig und mit großem Frischkostanteil. Jegliche Zwischenmalzeiten sind zu vermeiden. Gerade in diesen Pausen „zehrt" der Körper an den angefutterten Polstern. Wenn immer wieder Nachschub angeboten wird, füllt sich die kranke Fettzelle. Wer möchte, kann die Essenspausen auch verlängern und somit das Kurz-Zeit-Fasten (z. Bsp. 16 Stunden am Stück) machen.

Wichtig: Naturbelassene Fette, wie Butter, Sahne oder sogenannte kaltgepresste Öle sollen verzehrt werden. Diese Fette machen nämlich nicht fett. Auf verarbeitete und fabrikatorisch hergestellte Fette hingegen sollte man verzichten (wie auch auf alle anderen Fabriknahrungsmittel).

Blatt 67:

<u>Rot-Grüner-Salat:</u>

Salatsoße anrühren aus 4 Esslöffel Obstessig, 4 Esslöffel Öl und 1 Teelöffel
Honig. Dazu geben: ½ Brokkoli gewaschen und in kleine Stücke geschnitten, 1
kleine Gurke gewaschen und in kleine Würfel geschnitten, 1 große rote
Paprikaschote gewaschen und in kleine Stücke geschnitten. Alles zum Salat
vermengen.

<u>Weitere Info:</u>

Unter Frischkost verstehen wir Salate aus rohem Obst und rohem Gemüse,
sowie Frischkorngerichte.

Die Frischkost sollte stets vor der warmen Mahlzeit gegessen werden und sollte
so abwechslungsreich wie möglich zusammengestellt sein. Je größer die
Frischkost ausfällt, umso mehr Vitalstoffe erhält der Körper. Zu den Vitalstoffen
gehören: Vitamine, Mineralstoffe, Spurenelemente, Fermente / Enzyme,
ungesättigte Fettsäuren, Faserstoffe / Ballaststoffe und die Aromastoffe /
sekundäre Pflanzenstoffe.

Blatt 68:

<u>Vollkorn-Spätzle:</u>

300 g frisch gemahlenes Dinkel- oder Weizenmehl mit 3 Eier, ½ Teelöffel natürlichem Salz und mit so viel Sprudelwasser verrühren, dass es ein zähflüssiger Teig wird, der Blasen wirft. Den Teig entweder durch eine Spätzlepresse oder mit einem Schneidebrettchen schaben und ins kochende, gesalzene Wasser geben. Unter Rühren aufkochen lassen, herausnehmen und servieren.

<u>Weitere Info:</u>

Zitat von Alexander von Humboldt (1769-1859), deutscher Naturforscher und Mitbegründer der Geographie als empirischer Wissenschaft:

Dieselbe Strecke des Landes, welche als Wiese, d.h. als Viehfutter, zehn Menschen durch das Fleisch der darauf gemästeten Tiere aus zweiter Hand ernährt, vermag, mit Hirse, Erbsen, Linsen und Getreide bebaut, hundert Menschen zu erhalten und zu ernähren.

Wer sich an die vitalstoffreiche Vollwertkost hält, braucht sich um die Deckung seines Eiweißbedarfs keine Sorgen zu machen (egal ob vegan, vegetarisch oder mit Fleisch gegessen wird).

Blatt 69:

Ingwer-Apfel-Tee:

1 frisches Ingwerstück und 1 frischen Apfel gründlich waschen. Ingwer und Apfel mit Schale in Stücke schneiden. Alles in einem Topf mit Wasser auf dem Herd für ca. 10 Minuten leicht köcheln lassen. Ingwer- und Apfelstücke entfernen und fertig ist der Tee.

Weitere Info:

Im Ingwer wurden viele gesunde Inhaltsstoffe festgestellt. Zum Beispiel wurden auch sechs Scharfstoffe identifiziert. Diese wirken angeblich entzündungshemmend, antibakteriell, antiviral, antioxidativ und durchblutungsfördernd.

Die Ingwergewächse stellen eine außerordentliche Familie dar. Neben dem echten Ingwer gehören ihr zahlreiche weitere Pflanzen an, zum Beispiel Kurkuma und Galgant. Auch diese beiden sind – wie der Ingwer – seit Jahrtausenden ein fester Bestandteil der Gewürzküche und der Heilkunde ihrer Heimatländer.

Immer mehr Studien sprechen dafür, dass Ingwer gegen Reisekrankheit, Schmerzen, Arthritis, Multipler Sklerose, Übergewicht und Erkältungen hilfreich sein kann.

Blatt 70:

<u>Rettich mit Sahne-Senf-Soße:</u>

1 Rettich waschen und säubern. ¼ l Sahne, 6 Esslöffel Essig, 2 Teelöffel Senf mit Pfeffer und Salz zusammenrühren. Dazu den Rettich fein raffeln, mit der Salatsoße anmachen und abgedeckt ca. 20 Minuten ziehen lassen.

<u>Weitere Info:</u>

Laut Dr. M. O. Bruker sind achtzig Prozent aller Krankheiten ernährungsbedingt. Leider werden es in unserer Wohlstandsgesellschaft, trotz der vorangeschrittenen medizinischen Forschung, immer mehr Menschen mit ernährungsbedingten Zivilisationskrankheiten. Laut Dr. Bruker zählen dazu: 1) Gebissverfall, Zahnkaries, Parodontose, 2) die Erkrankungen des Bewegungsapparates, die sogenannten rheumatischen Erkrankungen, die Arthrose und Arthritis, die Wirbelsäulen- und Bandscheibenschäden, 3) alle Stoffwechselkrankheiten wie Fettsucht, Zuckerkrankheit, Leberschäden, Gallensteine, Nierensteine, Gicht, usw., 4) die meisten Erkrankungen der Verdauungsorgane wie Stuhlverstopfung, Leber-, Gallenblasen-, Bauchspeicheldrüsen-, Dünn- und Dickdarmerkrankungen, Verdauungs- und Fermentstörungen, 5) Gefäßerkrankungen wie Arteriosklerose, Herzinfarkt, Schlaganfall und Thrombosen, 6) mangelnde Infektabwehr, die sich in immer wiederkehrenden Katarrhen und Entzündungen der Luftwege und in Nierenbecken- und Blasenentzündungen äußert, 7) sogenannte Allergien, Neurodermitis, Hautausschläge, 8) manche organische Erkrankungen des Nervensystems, 9) auch an der Entstehung des Krebses ist die Fehlernährung beteiligt. Eine gesunde Ernährung lohnt sich, um diese Krankheiten zu vermeiden.

Blatt 71:

Tomaten-Apfel-Bananen-Salat:

Salatsoße zubereiten aus: 3 Esslöffel Öl, Saft von einer Zitrone, Pfeffer, Paprika-Gewürz und gehackte Petersilie verrühren. 4 Tomaten und 1 Apfel waschen. 1 Banane schälen. Tomaten, Apfel und Banane in mundgerechte Stückchen schneiden und in die fertige Salatsoße geben.

Weitere Info:

In der vitalstoffreichen Vollwertkost nach Dr. Bruker hat die Frischkost einen hohen Stellenwert. Unter Frischkost versteht man hier Salate aus rohem Obst und rohem Gemüse, sowie Blattsalate und auch Frischkorngerichte.

Die Frischkost wird stets vor der warmen Mahlzeit gegessen und sollte sehr abwechslungsreich zusammengestellt sein. Am besten ist es, wenn täglich mindestens zwei über und zwei unter der Erde gewachsene Gemüsesorten, Obst und Blattsalate enthalten sind.

Blatt 72:

Champignon-Salat:

1 Bund Petersilie waschen, fein schneiden und mit folgenden Soßenzutaten verrühren: 4 Esslöffel Öl, Saft 1 Zitrone, jeweils eine Messerspitze Kräutersalz, frisch gemahlener Pfeffer und Paprika-Gewürz. Ca. 500 g Champignons putzen, in feine Scheiben schneiden und in die Soße geben. Zum Schluss noch 3 – 4 Esslöffel steif geschlagene Sahne unterziehen.

Weitere Info:

In der vitalstoffreichen Vollwertkost nach Dr. Bruker wird Kochsalz im Frischkostanteil der Speisen gar nicht oder nur in ganz geringen Mengen verwendet. Es wird in dem Sinne nicht als Gewürz angesehen, sondern als ein für den Organismus notwendiges Mineralsalz. Dieses ist in den natürlichen Lebensmitteln in ausreichender Menge enthalten. Wenn nun eine kleine Menge (auch vor allem bei den gekochten Speisen) zugegeben wird, so kann man etwas Vollmeersalz oder Kräutersalz verwenden. Jodiertes oder mit sonstigen künstlichen Zusätzen versehenes Salz sollte vermieden werden.

Blatt 73:

Chicorée mit Radicchio – Salat:

1 Zwiebel schälen, fein würfeln und mit folgenden Soßenzutaten verrühren: 4 Esslöffel kaltgepresstes Speiseöl, 3 Esslöffel Obstessig, 1 Prise Curry und 1 Prise frisch gemahlener Pfeffer. 1 großer Chicorée, 1 Apfel und 1 kleiner Radicchio waschen. Radicchio leicht zerpflücken und den Chicorée in Streifen schneiden. 1 Orange schälen und mit 1 Scheibe Ananas und dem Apfel würfeln. Dies mit dem Chicorée und dem Radicchio in der Soße vermischen. 1 Kiwi schälen, in Scheiben schneiden und damit den fertigen Salat dekorieren.

Weitere Info:

Das Waschen von Salaten, Obst und Gemüsen soll kein Einweichen sein, sondern wird am besten ganz kurz unter fließendem Wasser vorgenommen. Das Waschen soll vor dem Zerkleinern vorgenommen werden.

Das Schälen von Obst und Gemüse soll nur bei nicht essbarer Schale vorgenommen werden. Denn mit dem Schälen von essbarer Schale werden auch wichtige Vitalstoffe mit entfernt. Daher: Gurke, Mohrrübe, Apfel, Rettich, etc. immer mit Schale verzehren, denn die in der Schale enthaltenen Wirkstoffe benötigt die Leber, um etwa vorhandene Giftstoffe auszuscheiden.

Blatt 74:

<u>Mohrrüben-Salat:</u>

5 große Mohrrüben und 2 Äpfel waschen. 2 Orangen schälen. Mohrrüben fein raffeln. Die Äpfel mit den Orangen würfeln. Alles mit 4 Esslöffel hochwertigem Speiseöl und einem kleinen Stückchen fein gehacktem Ingwer verrühren.

<u>Weitere Info:</u>

Immer wieder wird die Auffassung vertreten, Mohrrüben müssten mit Fett angerichtet werden, damit das Provitamin A in Vitamin A umgewandelt werden kann. Die Umwandlung erfolgt jedoch nicht auf dem Teller, sondern in unserem Körper. Es spielt daher keine Rolle, zu welchem Zeitpunkt Fett gegessen wird. Wichtig ist, dass überhaupt naturbelassene Fette verzehrt werden. Also: Je nach Appetit kann die Mohrrübe auch mal pur geknabbert werden.

Zu den naturbelassenen Fetten gehören Öle der ersten Pressung (sogenannte kaltgepresste Öle). Diese haben auch oft folgende Kennzeichnungen „Garantiert nicht raffiniert", „Extra Vergine" oder „nativ extra" auf dem Etikett stehen. Die Öle sollen öfter gewechselt werden, um auch hier den unterschiedlichen Gehalt an Vitalstoffen von möglichst vielen Sorten auszunutzen.

Blatt 75:

Wirsing-Salat:

1 kleiner Wirsing waschen, vierteln und in feine Streifen in eine Schüssel hobeln. Einen kleinen Teelöffel Salz zugeben und mit den Händen kräftig durchkneten. 1 rote Zwiebel schälen, fein würfeln und zugeben. 100 g Mayonnaise mit 150 g Joghurt, 1 ganz klein gehackte Knoblauchzehe, 2 Teelöffel Apfelessig, 1 Teelöffel Honig und 1 Messerspitze Cayennepfeffer zu einem Dressing verrühren. Dressing mit dem Salat vermischen und noch ca. 30 Minuten im Kühlschrank zugedeckt durchziehen lassen.

Weitere Info:

Eine gesunde, vitalstoffreiche Vollwertkost stärkt das eigene Immunsystem gegen Infektanfälligkeit und vermeidet somit auch Erkältungen. Über die gesunde Ernährung hinaus gibt es jedoch noch weitere Möglichkeiten das eigene Immunsystem zu stärken. In dem Buch von Dr. med. M. O. Bruker „Erkältungen müssen nicht sein!" (emu-Verlag) werden folgende Kneipp-Methoden dafür vorgeschlagen:

„Jeden Tag soll die Haut einem kurzen Kaltreiz ausgesetzt werden. Dies kann geschehen durch eine Kneippsche Waschung, ein Luftbad, ein Wechselunterschenkelbad oder einem Kneippschen Guss. Sauna und Sonnenbäder sind hervorragende Unterstützungen."

Blatt 76:

Chicorée in Schmand:

Eine Soße anrühren aus: 150 g Schmand, Saft von 1/2 Zitrone, 3 Esslöffel Öl, 1
Teelöffel Senf, 1 Teelöffel Tomatenmark, 1 Messerspitze Curry und ½ Teelöffel
Kräutersalz. 2 – 3 Chicorée waschen und in Streifen schneiden, 1 kleine Gurke
waschen, in Scheiben hobeln und jeweils 1 gewaschenem Apfel, 1 geschälte
Banane und 1 geschälte Orange kleinschneiden. Alles mit der Soße vermischen.

Weitere Info:

Dr. med. Benjamin Sandler kam vor vielen Jahren zu dem Ergebnis, dass das
Eindringen eines Polio-Virus in den Körper durch eine Kost, die keinen
Fabrikzucker und kein Auszugsmehl enthält, verhindert wird. Er stellte fest, dass
die Empfänglichkeit an diesem Virus zu erkranken mit dem Blutzuckerspiegel
zusammenhängt. Nach seinen Forschungen kam er zu dieser einfachen
Vorschrift, die vor Virus-Erkrankungen schützen soll:

Fabrikzucker und fabrikzuckerhaltige Speisen sind in Epidemiezeiten aus der
Ernährung auszuschließen und der Verbrauch auszugsmehlhaltiger
Nahrungsmittel ist einzuschränken.

Blatt 77:

Gebackene Süßkartoffelscheiben:

2 große Süßkartoffeln waschen, unschöne Stellen wegschneiden und quer in 1 cm dicke Scheiben schneiden oder hobeln. Diese auf zwei gefettete Backbleche verteilen. Süßkartoffeln mit selbstgemachter Kräuter-Knoblauchbutter bestreichen und ca. 20 Minuten im Backofen bei 200 ° C Umluft backen bis die Ränder leicht gebräunt sind.

Weitere Info:

Dr. med. Benjamin Sandler hat sich in seinen Forschungen ausführlich mit dem Blutzuckerspiegel beschäftigt. Er hat dabei herausgefunden, dass Kaffee, Tee oder Kakao nicht nur durch den darin gelösten Fabrikzucker den Blutzuckerspiegel zum vorübergehenden Ansteigen bringen, sondern, dass das in diesen Getränken enthaltene Coffein das adrenal-sympathische System anregt und dadurch auf Kosten des in der Leber gespeicherten Glykogens eine vorübergehende Vermehrung des Blutzuckers herbeigeführt wird. Vergleichbare Beobachtung machte er mit Nikotin und ähnlichen Stoffen.

Er kam daher zu dem Ergebnis, dass Leute, die viel rauchen, viel Kaffee trinken und deswegen einen schlechten Appetit haben, sich in einem chronischen Zustande der Unterernährung befinden, da sie fortwährend den Glykogen-Speicher der Leber ausräubern, ohne ihn durch eine richtige Ernährung wieder aufzufüllen.

Blatt 78:

Nussiger Gurkensalat:

Eine Soße anrühren aus: 150 g Schmand, 3 Esslöffel Öl, 1 kleingeschnittenen Knoblauchzehe, 1 Teelöffel Honig und einer Messerspitze Kräutersalz. In diese Soße 1 - 2 gewaschene Salatgurken hineinhobeln. Eine Handvoll gehackte Nüsse (z. Bsp. Walnüsse) oder Kerne (z. Bsp. Kürbiskerne) in einer Pfanne leicht anrösten und als Topping zum Salat reichen.

Weitere Info:

Durch eine gesunde Ernährung kann der Blutzuckerspiegel auf einem gesunden Niveau gehalten werden. Jedoch nach einem Frühstück, das hauptsächlich Nahrungsmittel aus Auszugsmehlen und Fabrikzuckerarten enthält, steigt der Blutzuckerspiegel rasch an und fällt dann um so stärker wieder ab. Es kommt dann zu Symptomen eines niedrigen Blutzuckerspiegels gegen 11.00 Uhr: Müdigkeit, leichte Kopfschmerzen, Niedergeschlagenheit, Reizbarkeit oder schlechte Laune. So dass dann wieder Hunger auf Süßes folgt. Wird dem nachgeben, sei es auch nur mit irgendeinem Energy- oder Cola-Getränk, so steigt der Blutzuckerspiegel wieder rasch an. Dieses Aufputschen des Blutzuckerspiegels hat alle Nachteile einer künstlichen Beeinflussung des Körpers. Fabrikzucker ist ein künstliches Stimulierungsmittel. Bei manchen Menschen entwickelt sich das Verlangen nach Süßem zu einer Begierde, die sich zu einer regelrechten Sucht auswachsen kann.

Blatt 79:

Rotkohlsalat:

Eine Soße herstellen aus: 6 Esslöffel kaltgepresstem Hanföl, Saft von 1 Zitrone, frisch geriebenem Meerrettich und 1 Teelöffel Honig. 700 g Rotkohl waschen und sehr fein schneiden. 2 Äpfel waschen, vierteln und in dünne Scheiben schneiden. Rotkohl und Äpfel in der Soße vermischen.

Weitere Info:

Eine stabile Gesundheit ist nicht etwas Angeborenes, das als ständiges physiologisches Merkmal eines Menschen von der Wiege bis zum Grabe nicht zu erschüttern ist. Eine gute Gesundheit ist hauptsächlich das Ergebnis der biochemischen Zustände im Körper, die innerhalb enger Grenzen dauernd schwanken. Der Spielraum dieser Schwankungen steht unter verschiedenen Einflüssen, besonders unter denen der Ernährung und der jeweiligen körperlichen Betätigung. Hierbei müssen wir uns vor Augen halten, dass einer der wichtigsten chemischen Stoffe in unserem Körper der Blutzucker ist, also unsere Gesundheit auch sehr vom Schwankungsgrad des Blutzuckerspiegels abhängt.

Wenn man regelmäßig eine angemessene in Quantität und Qualität richtige Ernährung einhält, sich geistig und körperlich normal betätigt und sich mit erholsamem Schlaf gut ausruhen kann, dann kann man auch einer andauernden Gesundheit sicher sein.

Blatt 80:

<u>Mediterraner Kartoffelsalat:</u>

500 g in der Schale gekochte Kartoffeln pellen und in dünne Scheiben in eine Schüssel radeln. ¼ Liter heiße Gemüsebrühe mit jeweils 5 Esslöffel Essig und Öl, je einer Prise Salz und Pfeffer, 1 gepressten Knoblauchzehe und etwas Paprikapulver verrühren und über die Kartoffeln gießen. Zudecken und auskühlen lassen. Einige Kirschtomaten und 1 Paprika waschen und kleinscheiden, sowie 1 rote Zwiebel in dünne Ringe radeln und alles unter den Kartoffelsalat heben.

<u>Weitere Info:</u>

Man soll sich nicht durch irgendwelche Meldungen verunsichern lassen. Es ist auch unwesentlich, ob man einige wenige Kartoffeln mit grünen Stellen gekocht und gegessen hat, obwohl darin Solanin enthalten ist. Wichtig ist, dass man überhaupt noch natürliche Lebensmittel verzehrt. Denn die Praxis hat gezeigt, dass Krankheiten, wie beispielsweise Krebs, nicht mit dem Verzehr von grünen Kartoffelstellen angestiegen ist, sondern mit der Zunahme der toxischen Gesamtsituation, wie beispielsweise die Radioaktivität und die Vielzahl der Giftstoffe, die in den künstlichen Nahrungsmitteln enthalten sind.

Eine gesunde Ernährung muss natürlich und alltagstauglich sein. Sie soll nicht so kompliziert sein, dass man sie ständig nach Tabellen berechnen muss, sondern großartig einfach, dass sie uns leben – und immer noch überleben – lässt.

Blatt 81:

<u>Rosmarin-Ingwer-Sirup:</u>

1 Bio-Zitrone, 1 Zweig Rosmarin und 1 großes Stück Ingwer waschen und kleinschneiden. Alles in einem Topf mit 400 ml Wasser mind. 15 Minuten auf kleiner Flamme köcheln lassen. Dann 200 g Honig einrühren und alles gut vermixen. Die Masse durch ein Sieb in saubere Schraubgläser abfüllen, so dass nur noch der flüssige Sirup übrigbleibt. Den Sirup im Kühlschrank aufbewahren und bei Bedarf ein kleines Glas pur oder mit Wasser verdünnt trinken. Der Sirup soll gegen Kopfschmerzen und Infekte helfen.

<u>Weitere Info:</u>

Die ärztliche Ausbildung ist leider immer noch unzureichend, was das Wissen um die Zusammenhänge zwischen Ernährung und Gesundheit betrifft.

In den letzten Jahrzehnten zeigte sich, dass eine nach Kalorien berechnete denaturierte Nahrung in die Krankheit führt. Das Heer der ernährungsbedingten Zivilisationskrankheiten belegt dies. Leider gibt es mittlerweile kaum noch eine unabhängige Ernährungswissenschaft, da die Nahrungsmittelkonzerne und deren Interessenvertreter das Feld beherrschen und die Medien ihnen auf Grund finanzieller Möglichkeiten zur Verfügung stehen.

Blatt 82:

<u>Feldsalat oder Blattsalat:</u>

Feldsalat oder Blattsalat waschen, putzen, zerteilen und in eine Soße geben. Diese besteht aus: 5 Esslöffel Öl, 2 Esslöffel Obstessig, 1 kleingeschnittenen Knoblauchzehe, 1 Teelöffel geriebenem Meerrettich und ½ Teelöffel Honig.

<u>Weitere Info:</u>

Auf dem Ernährungssektor ist die Gesundheit nur garantiert, wenn wir die Ordnung der Nahrung wieder erlernen und den natürlichen Lebensmitteln den Vorrang geben.

Kein von der Nahrungsmittelindustrie angepriesenes Produkt kann durch Denaturierung, Genmanipulation und sonstiger Zerstörung (oftmals „Veredelung" genannt) mit einem natürlich-gesunden Lebensmittel mithalten. Lassen Sie sich hierbei nicht durch Werbung mit von der Nahrungsmittelindustrie selbst errechneten Laborwerten täuschen, denn die von der Schöpfung vorgesehene Nahrung ist so vollkommen, dass keine Industrie der Welt sie besser machen kann.

Blatt 83:

<u>Obstkuchen mit Rhabarber:</u>

500 g Rhabarber und Obst waschen und kleinscheiden. 150 g Nüsse, Kerne oder Mandeln mahlen. 100 g Butter, 2 Eier und 2 gehäufte Esslöffel Honig schaumig rühren. 150 g frisch gemahlenes Weizenvollkornmehl und 1 Teelöffel Backpulver unterrühren. Springform fetten und mit etwas Vollkornmehl ausstreuen. Den Teig einfüllen, in der Form verstreichen. Je nach Geschmack noch Zimt, Rosinen oder sonstige Trockenfrüchte mit dem Rhabarber, Obst und den gemahlenen Nüssen (oder Kerne oder Mandeln) mischen und auf dem Kuchenteig verteilen. Alles mit Honig beträufeln und im Backofen bei ca. 170 Grad in ca. 30 - 45 Minuten fertig backen.

<u>Weitere Info:</u>

Zu den Weizenarten gehören neben Hartweizen und Weichweizen auch Dinkel, Einkorn, Emmer, Kamut und Khorasan Urweizen. Frisches Vollkornmehl entsteht durch Mahlen des Getreides direkt vor dem Gebrauch.
So, wie die Industrialisierung ständig weiter fortgeschritten ist, so wurde entsprechend auch der Nahrungssektor einer Industrialisierung unterworfen. Es wurde ganz unmerklich im Laufe der letzten Generationen der Anteil der naturbelassenen Nahrung immer geringer auf Kosten eines ständig steigenden Anteils von Nahrungsmitteln, die immer stärker chemischen und physikalischen Eingriffen unterzogen wurden (wie zum Beispiel auch das Mehl).
Diese Entwicklung ist sehr gefährlich, da sie unmerklich und allmählich stattgefunden hat. Der Bevölkerung ist diese Entwicklung nicht bewusst und somit ist für sie eine gesunde Ernährung bei dem aktuellen Angebot an künstlichen Nahrungsmitteln schwer umzusetzen.

Blatt 84:

<u>Helle Soße:</u>

3 Esslöffel Butter im Topf erhitzen, 4 Esslöffel frisch gemahlenes Vollkornmehl einrühren. ½ Liter kochende, gut gewürzte Gemüsebrühe langsam unter Rühren hinzugeben.
Diese Soße passt gut zu Pfannengemüse.

<u>Weitere Info:</u>

Ein Abhärtungstipp nach Kneipp: Man fülle eine Wanne, Zuber oder Becken mit kaltem Wasser. Dieses lässt man so stehen und steigt täglich oder alle paar Tage mit aufgewärmtem Körper kurz hinein (rein und raus). D.h. man bleibt nicht länger als 1 Minute in diesem kalten Wasser. Dann sofort wieder raus und trocken anziehen und sich bewegen und seiner gewohnten Arbeit nachgehen.

Dieser immer wiederkehrende kurze Kältereiz soll nach Kneipp langfristig zu einer gesunden Erwärmung und Durchblutung des Körpers führen und soll somit Krankheiten vorbeugen.

Blatt 85:

<u>Pfannengemüse:</u>

2 Zwiebeln schälen und kleinschneiden. Gemüse waschen, putzen und
kleinschneiden. In einer Pfanne 3 Esslöffel Kräuterbutter erhitzen und nach und
nach die Zwiebeln und das Gemüse darin unter Rühren anbraten.
Das Pfannengemüse darf bereits im knackigen Zustand serviert werden. Gut
dazu passt auch eine helle Soße.

<u>Weitere Info:</u>

Zitat von Dr. Max Otto Bruker zum Thema „Heilung“:
Sollen in der Behandlung nicht nur Symptome unterdrückt oder gemildert
werden, sondern wird eine echte Heilung der Krankheit angestrebt, so müssen
die Ursachen bekannt sein, die zur Krankheit geführt haben. Denn nur eine
ursächliche Behandlung ist eine Heilbehandlung.

Blatt 86:

Ingwer-Kurkuma-Shot:

3 unbehandelte Zitronen waschen und zerkleinern. Bio- Ingwer und Kurkuma waschen, zerkleinern und mit den Zitronen im Topf mit 400 ml Wasser 15 Minuten leicht köcheln. Alles mit 100 g Honig vermixen und durch ein Sieb in ein großes Schraubglas füllen. Den Saft im Kühlschrank aufbewahren und bei Bedarf ein kleines Glas zur Stärkung des Immunsystems trinken.

Weitere Info:

Eine mangelnde Infektabwehr zeigt sich beispielsweise durch Katarrhe, Entzündungen der Luftwege, sogenannte Erkältungen, Nierenentzündungen und Blasenentzündungen.

Ein gesundes und starkes Immunsystem beinhaltet auch eine starke Infektabwehr. Daher lohnt es sich sehr, sein eigenes Immunsystem in jeder Hinsicht zu stärken.

Blatt 87:

Bananen-Eis:

4 Bananen schälen, in Stücke schneiden und einfrieren. Die gefrorenen
Bananen im Mixer mit 3 Esslöffel Sahne und 1 Esslöffel Honig ½ - 1 Minute lang
pürieren. Fertig ist das Bananen-Eis.

Weitere Info:

Dass eine vegetarische Ernährung gegenüber einer reichhaltigen
tiereiweißhaltigen Ernährung Vorteile bietet, haben Ernährungswissenschaftler
bereits vor vielen Jahren herausgefunden, wie zum Beispiel Bircher-Benner,
Professor Kollath und Dr. Bruker: Der übermäßige Genuss von denaturiertem
tierischem Eiweiß führt zu einer Überforderung und Schwächung unseres
Immunsystems. Unser Darm ist neben unserer Haut eines unserer größten
Organe der Immunabwehr, da ein direkter Kontakt unseres Körpers mit der
Außenwelt (obwohl der Darm innen liegt) besteht. Immerhin hat der
menschliche Darm aufgrund seiner besonderen Struktur bei einer Länge von ca.
7 m eine Oberfläche von bis zu 500 m².

Blatt 88:

Gebratene Apfel-Zwiebelringe:

2 Äpfel waschen, Kerngehäuse entfernen und in Ringe schneiden. 2 Zwiebeln schälen und in Ringe schneiden. Etwas Butter in der Pfanne erwärmen und die Zwiebel- und Apfelringe darin anbraten. Sobald diese leicht gebräunt sind, servieren.

Weitere Info:

Früher kamen Obst, Kräuter, Salat und Gemüse aus dem eigenen Garten frisch auf den Tisch.
Wenige Generationen später essen alle der Nahrungsmittelindustrie aus der Hand. Fertigprodukte der Konzerne verführen und erziehen zum Einheitsgeschmack. Fast und Convenience Food sind im Trend. Dies alles und das schnelle und ständige Essen mit Snacks und dergleichen führt langfristig zu Magen-Darm-Problemen.
Ein Zurück zu natürlicher und frischer Nahrung hilft der Gesundheit von Magen und Darm.

Blatt 89:

Avocado-Quinoa/Getreide-Vorspeise:

50 g Quinoa oder anderes Getreide in 150 ml Gemüsebrühe 8 Minuten köcheln
und auf der ausgeschalteten Herdplatte 20 Minuten quellen lassen. Die noch
warme Quinoa- oder Getreide- Speise mischen mit: 2 Esslöffel Essig, 2 Esslöffel
Öl, 1 Teelöffel Sojasoße, Kräutersalz, Kurkuma, Ingwer, je ½ fein gehackte
Zwiebel, Salatgurke und Apfel, 2 Esslöffel Rahm und abgeriebene Schale von ½
Zitrone.
2 Avocados schälen, die Kerne entfernen, mit Zitronensaft beträufeln und
entweder mit der fertigen Quinoa- oder Getreide-Speise füllen oder die
Avocado-Hälften kleinschneiden, untermischen und alles in einer Schüssel
servieren.

Weitere Info:

Frische Vollkornprodukte, Früchte, Gemüse, Salate und Kräuter haben einen
großen Anteil an unverdaulichen Pflanzenbestandteilen, sogenannte Faserstoffe
(früher: Ballaststoffe). Diese sind wichtig für eine gute Verdauung und
Darmtätigkeit. Zu wenig Faserstoffe sind häufig die Ursache von Stoffwechsel-
und Verdauungsstörungen.

Blatt 90:

<u>Reginas Salat-Rezept:</u>

1 Salatkopf putzen und waschen. 1 Karotte und 1 Apfel waschen und stifteln.
Alles mit einer Salatsoße aus Sauerrahm, Essig, Öl, Salz und Pfeffer anmachen.
Fertig ist der vitaminreiche Salat.

<u>Weitere Info:</u>

Dr. Bruker war ein erfolgreicher Arzt (Internist), Ernährungspionier und
langjähriger Leiter biologischer Krankenhäuser. Er gilt als Wegbereiter einer
ursächlichen Heilbehandlung von Krankheiten anstelle der üblichen
symptomatischen Linderungsbehandlung. Berühmt wurde er durch sein Buch
„Unsere Nahrung – unser Schicksal". Er war der erste Arzt und Autor, der
unermüdlich die vitalstoffreiche Vollwerternährung in Klinik und Praxis publik
machte.
Die Mehrheit aller Krankheiten sind nach Dr. Brukers jahrzehntelanger klinischer
Beobachtung ernährungsbedingte Zivilisationskrankheiten. Sie entstehen durch
Fehlernährung mit Fabrikzuckerarten, Auszugsmehlprodukten sowie
Fabrikfetten (Margarine, raffinierte Öle).

Blatt 91:

Zucchini mit Radicchio:

Eine Salatsoße herstellen aus 4 Esslöffel Öl, 2 Esslöffel Essig, Pfeffer, Petersilie, Kerbel und Estragon. Die Salatsoße eventuell mit etwas Wasser oder Sahne verlängern und bei Bedarf mit etwas Honig süßen. 1 Zucchini, 1 Radicchio und 2 Frühlingszwiebeln waschen, putzen und fein schneiden. Alles mit der Salatsoße vermischen.

Weitere Info:

Vitamin D entsteht im Körper aus Vorstufen unter Einwirkung von natürlichem Sonnen- bzw. Tageslicht. Es wird im Muskelgewebe und in der Leber gespeichert und nur ein sehr geringer Teil zirkuliert im Blut. Bei Bestimmung des Vitamin D-Spiegels im Serum existieren natürlich jahreszeitabhängige Unterschiede. In den Sommer- und Herbstmonaten ist aufgrund der längeren Exposition des Körpers im Tageslicht ein höherer Vitamin D-Spiegel zu erwarten. Darüber hinaus werden in dieser Zeitspanne im Muskel und der Leber Vitamin D bzw. dessen Vorstufen gespeichert. Da in den Winter- und Frühjahrsmonaten der Aufenthalt im Tageslicht geringer ist, fällt auch der Vitamin D-Spiegel im Blut. Der Körper holt sich das notwendige Vitamin D dann aus den bereits genannten Reserven. Eine zusätzliche Einnahme von Vitamin D-Präparaten ist bei konsequenter vitalstoffreich-vollwertiger Ernährung, sowie bei ausreichendem täglichem Aufenthalt im Freien nicht notwendig.

Blatt 92:

<u>Sauerteig:</u>

50 g Roggen mahlen und mit 50 g warmem Wasser anrühren und in der
abgedeckten Schüssel in der warmen Küche stehen lassen. Am nächsten Tag
wieder 50 g frisch gemahlenes Roggenmehl und 50 g warmes Wasser
hinzurühren und wiederum bis zum nächsten Tag stehen lassen. Nochmals 50 g
frisch gemahlenes Roggenmehl und warmes Wasser (eventuell auch noch
etwas Sauermilch) hinzurühren, stehen lassen und nach ca. 4 Stunden ist der
Sauerteig fertig. Bis zum Gebrauch kann er im Schraubglas (Loch in den Deckel
piksen und frisches Mehl beimischen) im Kühlschrank aufbewahrt werden.

<u>Weitere Info:</u>

Motten können sich in Getreidekörnern, Nüssen und Saaten einnisten. Denn
das sind genau die natürlichen Lebensmittel, die auch gesund sind. Diese
Lebensmittel enthalten einen hohen Vitalstoffgehalt (Vitamine, Mineralien,
Spurenelemente, etc.), viel pflanzliches Eiweiß und auch gute Fette
(ungesättigte Fettsäuren).
In einer Haushaltszucker- oder Haushaltsmehl-Tüte nisten sich auch nach langer
Lagerzeit sehr selten Motten ein. Denn der natürlich vorhandene Instinkt sagt
diesen kleinen Tierchen genau was gut und was schädlich ist.
Leider ist bei uns Menschen dieser natürliche Instinkt im Laufe der Jahrzehnte
durch äußere Beeinflussung verloren gegangen. Daher haben auch die
ernährungsbedingten Zivilisationskrankheiten sehr zugenommen.

Blatt 93:

<u>Sauerteig-Fladenbrot (eine Art Knäckebrot):</u>

Ca. 150 g selbst gemachten Sauerteig mit 200 g Vollkornmehl und 200 g
warmem Wasser verrühren. Der Teig darf ruhig etwas flüssiger sein. ½ Teelöffel
Kräutersalz und/oder Brotgewürz hinzurühren und stehen lassen. Ein Backblech
ausfetten und mit Vollkornmehl bestäuben. Den Teig auf dem Backblech
verstreichen (mit nassen Händen) und mit Schwarzkümmel und Sesam
bestreuen. Im Heißluft-Backofen mit 200° C 15 Minuten backen.

<u>Weitere Info:</u>

Natürliche Lebensmittel, wie beispielsweise Getreide, Nüsse, Saaten und Kerne
sollten, genauso wie frisch geerntetes Obst, Gemüse, Salat oder Kräuter, zügig
verzehrt werden. Eine lange und falsche Lagerung kann im schlechtesten Fall zu
Mottenbefall oder Verderben führen.
Dieses Problem hat man mit den herkömmlichen und langhaltbaren
Fabriknahrungsmitteln nicht, denn diese bestehen aus vielen künstlichen
Stoffen (auch Haushaltszucker, Haushaltsmehl, etc.). Diese chemischen
Konzentrate in Schokoriegel, Bonbons und dergleichen, erhöhen die toxische
Gesamtsituation im Körper. Dies nicht nur auf Grund der enthaltenen
Chemikalien, sondern auch auf Grund des Mangels an Vitalstoffen. Denn solche
Fabriknahrungsmittel bestehen neben den Chemikalien hauptsächlich aus
raffinierten Kohlenhydraten und raffinierten Fetten.
Es lohnt sich daher für die Gesundheit und auch den eigenen Geldbeutel auf
diese Nahrungsmittel zu verzichten und vermehrt bei natürlichen
Lebensmitteln zuzugreifen.

Blatt 94:

Sauerkraut-Paprika-Mix:

1 rote Paprika waschen, kleinschneiden und mit einer Portion rohem
Sauerkraut vermischen. Als Dressing frisch gepressten Zitronensaft mit 2
Esslöffel kalt gepresstem Öl, Salz und ein wenig Honig gut miteinander
verrühren. Das Dressing unter das Sauerkraut-Paprika-Mix mischen.

Weitere Info:

Wir sollten so leben, dass wir von Krankheiten verschont bleiben. Dann lösen
wir das Lebensrätsel für den Alltag.

Am besten gelingt uns das, wenn wir selbst darauf kommen, mit welchen
einfachen Vorbeugungsmitteln oder Vorbeugungsmaßnahmen sich das Ziel
erreichen lässt. Auf dem Gebiete der Gesundheit liegt die Kunst nicht im Heilen,
sondern im Vorbeugen.

Blatt 95:

<u>Brot-Chips:</u>

Brot (z. Bsp. altbackenes Vollkornbrot) in sehr dünne Scheiben schneiden. Die Scheiben auf einem Backblech ausbreiten und mit Knoblauch- oder Kräuterbutter bestreichen und im Backofen kross rösten.

<u>Weitere Info:</u>

In „Schmeckt's noch? Die falschen Versprechen der Lebensmittelindustrie und wie wir einfach gesund essen können" stellt der Autor Jörg Blech fest, dass rund drei Viertel unserer Lebensmittel aus Industrieprodukten bestehen. Multinationale Konzerne kontrollieren den globalen Nahrungsmittelmarkt. In Supermärkten gibt es abertausend verschiedene Produkte mit doch immer denselben Zutaten. Viele haben mit echten Lebensmitteln nichts mehr gemein. Ihre Zutaten sind ultraverarbeitet, angerührt aus hydrierten Fetten, hydrolysierten Proteinen und modifizierten Zuckern. Diese Nahrung macht den Hauptanteil der täglichen Energiezufuhr aus - und trotzdem nicht satt. Bloß dick und vielfach auch krank.

Man sollte daher diese konventionelle Industriekost meiden und sich für eine gesündere und natürlichere Ernährung (vitalstoffreiche Vollwertkost) entscheiden, die satt und gesund macht.

Blatt 96:

Grünkohlsalat:

200 g gewaschener und geputzter Grünkohl in feine Streifen schneiden, in eine
Schüssel geben und mit sauberen Händen gut durchkneten. 1 Zwiebel schälen
und, fein würfeln und mit dem Grünkohl vermengen. 5 Esslöffel Essig, 1
Esslöffel Honig, Salz, Pfeffer und 5 Esslöffel kalt gepresstes Öl verrühren. Den
Grünkohl mit dem Dressing vermengen. Nach Belieben mit Granatapfelkernen,
Pinienkernen und Parmesan dekorieren.

Weitere Info:

In der medialen Diskussion ist manchmal die Rede von einem Vitamin B12-
Mangel. Bei konventioneller, zivilisatorischer Kost, kann diese Aussage
zutreffend sein. Nichtzutreffend ist diese Aussage bei Menschen, die sich
konsequent vitalstoffreich-vollwertig ernähren und somit deren täglicher Anteil
an Frischkost mindestens zwei Drittel oder mehr beträgt. Bei einer gesunden
Darmflora siedeln sich im Darm Bakterienstämme an, die in der Lage sind,
Vitamin B12 zu produzieren. Somit kann sich der Organismus selbst mit Vitamin
B12 versorgen. Der Genuss von tierischen Produkten, insbesondere Fleisch, ist
bei vollwertiger Ernährungsweise nicht notwendig.

Blatt 97:

Sellerie-Suppe:

500 g Knollensellerie waschen, putzen, schälen und würfeln. 1 Apfel waschen, Kerngehäuse entfernen und würfeln. 4 Schalotten schälen und würfeln. Etwas Butter in einem großen Topf erhitzen und alles darin bei mittlerer Hitze 3 Minuten anschwitzen. Mit 500 ml Gemüsebrühe, 300 ml Milch und 200 ml Sahne ablöschen. Aufkochen und ca. 30 Minuten köcheln lassen. Die Suppe pürieren und mit Salz, Pfeffer und frisch geriebener Muskatnuss abschmecken.

Weitere Info:

Laut Dr. Bruker hängen die sogenannten „Alterskrankheiten" nicht mit dem Alter an sich zusammen. Er hat dazu eine gute Erklärung:
Verzehrt ein Mensch pro Tag 60 g Fabrikzucker in Form von Süßigkeiten und süßen Nahrungsmitteln, so hat er in einem Jahr 21,9 kg gegessen und in vierzig Jahren 876 kg. Dieses ganz einfache Rechenbeispiel zeigt, dass die durch den Fabrikzucker verursachten Krankheiten mit zunehmendem Alter natürlich immer häufiger und schlimmer werden, aber nicht, weil der Mensch alt wird, sondern weil er mengenmäßig mehr von den gesundheitsschädlichen Fabriknahrungsmitteln zu sich genommen hat. Dasselbe gilt natürlich auch für den Verzehr von Auszugsmehlen, Fabrikfetten, Bohnenkaffee, schwarzem Tee, Alkohol, Nikotin oder anderen Genussmitteln und Drogen. Ebenso auch für die Giftstoffe aus der Umwelt, die sich im Körper anlagern können.

Blatt 98:

<u>Grünkohl-Pesto:</u>

100 g Grünkohl waschen, putzen und kleinschneiden. 2 Knoblauchzehen schälen und würfeln. 50 g Parmesan fein reiben. Alles zusammen mit 50 g Mandeln, Salz, Pfeffer und 150 ml (Oliven-)Öl pürieren. Dann in ein ausgekochtes Schraubglas füllen und im Kühlschrank aufbewahren. Das Pesto schmeckt sehr gut zu Nudeln oder geröstetem Brot.

<u>Weitere Info:</u>

In der ersten Hälfte unseres Lebens opfern wir Gesundheit, um Geld zu erlangen. In der zweiten Hälfte unseres Lebens opfern wir unser Geld, um diese Gesundheit wieder zu erlangen.
Interessantes Zitat von Voltaire.

Auf uns Vollwertköstler trifft dieses Zitat glücklicherweise nicht zu 😊.

Blatt 99:

Kartoffel-Cremesuppe:

1 kleine Stange Lauch putzen, waschen und in Ringe schneiden. 500 g
Kartoffeln schälen, waschen und würfeln. Butter in einem Topf erwärmen und
den Lauch mit den Kartoffeln darin andünsten. Mit 900 ml selbstgemachter
Gemüsebrühe auffüllen und 20 Minuten kochen lassen. 200 ml Sahne zugeben,
nochmals aufkochen lassen und dann die Suppe pürieren und mit Salz, Pfeffer
und frisch geriebener Muskatnuss abschmecken.

Weitere Info:

„Es ist eine Tatsache, dass die meisten Menschen auf ihre Gesundheit erst
achten, wenn sie sie verloren haben" sagte schon Pfarrer Sebastian Kneipp.
Dem Ausbruch vieler Krankheiten gehen jahrzehntelange Fehler in der
Lebensführung voraus. Der Mensch ist eine Leib-Seele-Einheit und daher sollte
man auf seine gesunde Bewegung, Ernährung, Entspannung und Psyche achten.

Blatt 100:

<u>Süßer Wurzelsalat:</u>

3-4 mittelgroße Pastinaken waschen putzen (eventuell schälen) und stifteln.1 Apfel waschen, Kerngehäuse entfernen und ebenfalls stifteln. 2-3 Stiele Estragon waschen und die Blätter fein hacken. Alles zusammen in einer Schüssel mit 2 Esslöffeln Rosinen und 100 g gehackten Walnüssen mischen. Ein Dressing aus 1 Esslöffel Honig, 50 ml Apfelsaft, Saft von einer Zitrone, Salz, Pfeffer und (Walnuss-)Öl herstellen. Den Salat mit dem Dressing vermengen und etwas durchziehen lassen.

<u>Weitere Info:</u>

Es gibt nur 3 Krankheitsursachen:
- Ernährungsbedingt
- Lebensbedingt
- Umweltbedingt.

Eine gesunde und natürliche Ernährung durch vitalstoffreiche Vollwertkost, ein zufriedenes und glückliches Gemüt, ausreichend Bewegung, Entspannung und ein Leben in einer intakten und gesunden Umwelt ist somit die beste Gesundheitsvorsorge.

<u>10.) Wie bleibe ich Gesund, Vital und Schön mein Leben lang?</u>

Während meiner Arbeit als Gesundheitsberaterin GGB habe ich eine
einfache Methode entwickelt um Gesund, Vital und Schön bis ins hohe Alter
zu bleiben. Diesem „Jungbrunnen" habe ich den Namen BEE (das englische
Wort für Biene) gegeben. Zum Abschluss möchte ich diese 3-Punkte-
Methode kurz erläutern:

B   E   E

<u>Das „B" steht für Bewegung:</u>

Jeder sollte in jedem Alter sich bewegen und zumindest eine tägliche
Bewegungseinheit absolvieren. Dies kann im Alltag (z. Bsp. Treppe laufen
anstelle vom Aufzug fahren) oder durch Sport (z. Bsp. Fahrradfahren oder
Wandern) gemacht werden. Wichtig ist die Regelmäßigkeit. Tägliche
Bewegungseinheiten helfen dem Körper beweglich und vital zu bleiben. Das
fängt schon bei der Gesichtsgymnastik an. Hierbei wirkt man mit den
Mundwinkeln nach oben gezogen, sympathischer, als wenn diese nach unten
gerichtet sind 😊.

Es gibt viele Möglichkeiten sich zu bewegen, nicht nur im Fitness-Studio oder
im Sportverein. Jeder kann die für sich selbst passende Bewegungseinheit in
seinen Alltag einbauen. Ausgleichssportarten, wie Schwimmen, Walking,
Gymnastik und dergleichen werden auch von Ärzten gerne empfohlen.

Für welche Sportart oder Bewegungseinheit man auch immer sich
entscheidet, es muss einem Freude bereiten, dann hat man die richtige Wahl
getroffen.

<u>Das „E" steht für Entspannung:</u>

Auch hier gibt es viele verschiedene Möglichkeiten, die jeder in seinen Alltag
einbauen kann. Viele Menschen entspannen sich durch Sauna, Massagen,
Physiotherapie oder Wasseranwendungen nach Priesnitz oder Kneipp. Diese
Therapien helfen auch Muskelverspannungen vorzubeugen. Aber nicht nur
die Muskeln müssen sich entspannen, auch für Geist und Seele sollte täglich

etwas Gutes getan werden. Man muss nur das Richtige für sich finden und das ist, wie beim Sport, auch hier individuell ganz unterschiedlich.

Ob ich mich beim Weg zur Arbeit an einem blühenden Baum erfreue oder die Entspannung beim Musik hören oder selbst musizieren finde, der Alltag bietet so viele Möglichkeiten: Ein Buch lesen, Singen, Spazierengehen (in der Natur), Haustiere, Gartenarbeit, in der Sonne liegen und nichts tun („Vitamin D tanken"), Floating (im Solebad) und vieles mehr.

Einige finden ihre Entspannung auch im Sport. Hierbei wird die tägliche Bewegungseinheit gleich mit eingebunden. Für manche Menschen ist dies das Joggen, andere wiederum finden Ihre Entspannung im Pilates, Yoga, Stretching, der Aviva-Methode, beim autogenen Training oder der Jacobsen-Methode (Phantasiereisen, Muskeltiefenentspannung und Achtsamkeitsmeditation).

Einige finden ihre Entspannung in der Religion, das kann beim Gottesdienst, beim Gebet oder der Meditation möglich sein.

Wie man entspannt, ist somit völlig egal, jeder sollte auch hier sich individuell für die Methode entscheiden, die ihm am besten guttut.

<u>Das zweite „E" steht für Ernährung</u>:

Für uns GGB-Gesundheitsberater ist das natürlich der wichtigste Punkt. Die Ernährung ist zwar nicht alles, aber ohne die gesunde Ernährung ist alles nichts. Denn nur wenn der Körper alle Vitalstoffe in ausreichender und ausgewogener Menge zur Verfügung hat, ist man gesund und kann Leistungen erbringen (egal ob im Sport, Schule oder Beruf).

Die vitalstoffreiche Vollwertkost nach Dr. M. O. Bruker ist die gesunde Ernährung, die den Körper optimal versorgt. Je nach Gesundheitszustand sollte der Frischkostanteil angepasst werden (je höher, desto besser). Zur gesunden Ernährung gehören auch gesunde Getränke, diese sind gutes Quellwasser und natürliche Tees.

Wer die Kollath-Tabelle kennt, weiß dass man nichts aus der letzten Spalte essen und trinken sollte.

Bio-Produkte sollte man bevorzugen, am besten unverarbeitet und wenn möglich aus dem Eigenanbau. Die Einkäufe macht man am besten direkt beim Bio-Bauern, Bio-Laden, Gemüsehändler, auf dem Wochenmarkt oder im Naturkost-Laden um die Ecke. Hierbei muss man nicht an langen Regal-Reihen mit ungesunden Waren vorbei gehen und spart somit Zeit und Geld.

Essenspausen sind ebenfalls wichtig für die Entlastung der inneren Organe. Dem Körper wird somit die Möglichkeit der Regeneration gegeben. Hierfür ist auch ausreichender und erholsamer Schlaf wichtig.

Das Fasten wird von vielen Menschen ebenfalls zur Entlastung und Regeneration genutzt. Solange man auf Zwischenmalzeiten verzichtet und nicht mehr als 1 – 4 Mahlzeiten pro Tag zu sich nimmt, helfen diese Essenspausen ebenfalls dem Körper. Auch hier ist es wieder eine individuelle Entscheidung was einem gefällt und was im Lebensalltag umsetzbar ist.

Wer diese gesunde Ernährung verinnerlicht hat, bei dem geht das Ganze dann meist über die Ernährung hinaus. Das heißt man lebt insgesamt gesünder und ökologischer. Man vermeidet dann unwillkürlich generell die ganzen Industrieprodukte, nicht nur in der Ernährung, sondern auch in der Reinigung, Kosmetik und Medizin. Das ganze Leben gestaltet sich natürlicher, einfacher und günstiger.

Der gesunde und erholsame Schlaf kommt dann quasi von selbst. Ausnahme: Lebensbedingte Probleme. Diese gilt es zu lösen (mit einem guten Therapeuten). Wenn man auch diese Probleme aufgelöst hat, dann stellt sich ein sonniges und glückliches Gemüt automatisch ein. Das Idealgewicht hat sich mit der gesunden vitalstoffreichen Vollwertkost gleich mit eingependelt. Eventuelle graue Haare oder Falten werden weniger, sind auch egal und interessieren nicht mehr. Denn die Mundwinkel zeigen nach oben (und nicht mehr nach unten) und das alles lässt einen (selbst mit Lebenslinien im Gesicht) jünger, attraktiver und sympathischer aussehen.

BEE ist somit meine Methode um ein Leben lang gesund, vital und schön zu sein.

Damit alles so schön klappt, bedarf es natürlich auch einem gesunden Geist und einer glücklichen und zufriedenen Seele. Innere Zufriedenheit und Dankbarkeit bringt die wahre Schönheit eines jeden Menschen zum Vorschein.

Ich bin dankbar für all die lieben Menschen, die mich ein Stück in meinem Leben begleitet haben und / oder noch begleiten. Dazu gehört zuallererst meine wunderbare Familie (Eltern, Ehepartner, Kinder und alle anderen lieben Verwandten). Dazu gehören aber auch echte Freunde. Mit einem Lächeln denke ich auch an die Mädels- Freundschaften, wie z. Bsp. die Wolf- und Mayer- Mädels-Clique zurück. Jede Begegnung im Leben hinterlässt ihre Spuren 😊.

Ich wünsche meinen lieben Lesern, dass auch Ihr ein gesundes, vitales und schönes Leben habt. Falls dem noch nicht so ist und Ihr auf dem Weg dahin ein wenig Hilfe benötigt, dann wendet Euch an eine/n ärztlich geprüfte/n Gesundheitsberater/in GGB in Eurer Nähe.

Liebe Grüße,

Britta

Im Gedenken an meine liebe Dote Regina

* 06.04.1943 +08.04.2024

11.) Stichwortregister:

12.) Quellenangaben, Literaturhinweise:

Becker, W.: Lust ohne Reue, emu-Verlag 9. Auflage, 2013
Bircher, R.: Geheimarchiv der Ernährungslehre, Kopp Verlag 3. Auflage, 2011
Brecht, E. A.: Deine Ernährung ist dein Schicksal, Brecht Verlag 2. Auflage, 1976
Brecht, E. A.: Kochbuch für schlemmerhafte Anti-Krankheitskost, Brecht Verlag, 1976
Bruker, M. O.: Unsere Nahrung unser Schicksal, emu-Verlag 43. Auflage, 2009
Bruker, M. O. u. Gutjahr, I.: Biologischer Ratgeber für Mutter und Kind, emu-Verlag 20. Auflage, 2020
Bruker, M. O. u. Gutjahr, I.: Candida albicans Pilze, Mykosen, Bakterien, emu-Verlag 4. Auflage, 2006
Bruker, M. O. u. Gutjahr, I.: Cholesterin der lebensnotwendige Stoff, emu-Verlag 1. Auflage, 1991
Bruker, M. O. u. Gutjahr, I.: Osteoporose, emu-Verlag 7. Auflage, 2013

Bruker, M. O. u. Gutjahr, I.: Wer Diät ißt wird krank, emu-Verlag 2. Auflage, 1992

Bruker, M. O. u. Gutjahr, I.: Zucker Zucker Krank durch Fabrikzucker, emu-Verlag 10. Auflage, 2013

Bruker, M. O.: Allergien, emu-Verlag 16. Auflage, 2017

Bruker, M. O.: Diabetes, emu-Verlag 15. Auflage, 2016

Bruker, M. O.: Erkältungen müssen nicht sein!, emu-Verlag 19. Auflage, 2018

Bruker, M. O.: Idealgewicht ohne Hungerkur!, emu-Verlag 31. Auflage 2010

Bruker, M. O.: Kleinschriften Nr. 1 - 33 (Sammelmappe), emu-Verlag

Bruker, M. O.: Kopfschmerzen Migräne, Schlafstörungen, emu-Verlag, 8. Auflage, 2018

Bruker, M. O.: Leber-, Galle-, Magen-, Darm- und Bauchspeicheldrüsenerkrankungen, emu-Verlag 13. Auflage, 1989

Bruker, M. O.: Rheuma Ursache und Heilbehandlung, emu-Verlag 26. Auflage, 2015

Bruker, M. O.: Stuhlverstopfung - in 3 Tagen heilbar - ohne Abführmittel, emu-Verlag 26. Auflage, 2013

Bruker, M.O. u. Gutjahr, I.: Störungen der Schilddrüse, emu-Verlag 1. Auflage, 1996

Bruker, M.O.: Herzinfarkt Herz-, Gefäß- und Kreislauferkrankungen, emu-Verlag 8. Auflage, 1986

Danner, H.: Die Naturküche, Ullstein Verlag 8. Auflage, 2012

Der Gesundheitsberater, Zeitschriften Ausgaben vom September 1990 bis Dezember 2023, emu-Verlag

Der Naturarzt, Zeitschriften-Ausgaben vom März 1962 bis Juli 1972, Paracelsus Verlag

Fuchs, U. u. R.: Vitaminbomben Nahrungsergänzung Functional Food, emu-Verlag 1. Auflage, 2006

Gutjahr, I. u. Richter, E.: Reste sind das Beste Verwenden statt Verschwenden, emu-Verlag 1. Auflage, 2017

Kneipp, S.: Meine Wasserkur, Verlag der Fol. Kösel'schen Buchhandlung 22. Auflage, 1890

Kollath, W.: Die Ordnung unserer Nahrung, Haug Verlag 14. Auflage, 1988

Reiger, G.: Schritt für Schritt zur Vollwertkost, ORAC-Verlag Sonderausgabe, 1985

Sandler, B. u. Bruker, M. O.: Vollwerternährung schützt vor Viruserkrankungen, emu-verlag 8. Auflage, 2020

Schnitzer, J. G.: Gesunde Zähne von der Kindheit bis ins Alter, Bircher-Benner-Verlag, 1. Auflage 1965

Schock, K. L.: Die Heilkräfte der einzelnen Nahrungsmittel, Verlag Leben und Gesundheit 6. Auflage, 1966

von Haller, A.: Gefährdete Menschheit, Hippokrates Verlag 10. Auflage, 2001
Wassermann, Zeitschriften Ausgaben vom Juni 2018 bis Februar 2022, Verlag
Mazdaznan GmbH
Wolfram C. u. Bieback A., Vollwert-Genuss von früh bis spät, avBuch im
Cadmos Verlag 2. Auflage, 2016

1. Auflage: November 2023
2. Auflage: März 2024
3. Auflage: Mai 2024

Herstellung und Verlag: BoD – Books
on Demand, Norderstedt
ISBN: 9783758382086